Du même auteur, aux éditions Leduc.s

Mes 10 remèdes miracles, 2016.
Trucs et astuces de santé, 2016.
Secrets de beauté, 2016.
Le jeûne : mode d'emploi, c'est malin, avec Gisbert Bölling, 2016.
Les plantes qui guérissent, 2015.
Ma bible de la phytothérapie, 2014.
Les aliments qui guérissent, 2008.

Maquette : Sébastienne Ocampo
Illustrations : Fotolia

29 boulevard Raspail
75007 Paris – France
ISBN : 979-10-285-0411-3

SOPHIE LACOSTE

LES SECRETS D'UN JEÛNE RÉUSSI

LEDUC.S
ÉDITIONS

Je dédie cet ouvrage à Jenny,
la plus gourmande des jeûneuses que j'ai rencontrées,
et qui partout m'accompagne.

« Un jeûne est aux organes du corps ce qu'une nuit de repos complet est au travailleur fatigué. »

« Avec les dépôts de toxines nettoyés, le corps purifié, le sang rajeuni, les organes renouvelés, les sens améliorés, la digestion et l'assimilation augmentées, les cellules et tissus revenus à une condition de jeunesse, les infiltrations, les affections et les excroissances absorbées, les tissus morts et mourants rejetés et remplacés par des tissus neufs, la chimie corporelle normalisée, le corps est pour ainsi dire dans les mêmes conditions que le matelas qui a été rénové et refait. »

Dr Shelton

Dans ce livre, je fais référence à des « jeûneurs », des médecins ou des hygiénistes, en citant leurs expériences ou leurs théories. Vous en trouverez la liste en annexe, avec un résumé de leur carrière.

AVIS IMPORTANT

Ce livre n'est pas destiné à vous soigner ni à se substituer à l'avis de votre médecin. Il a pour unique objectif de vous donner une information complète et sincère sur le jeûne, une pratique ancestrale.

SOMMAIRE

PRÉAMBULE

Depuis la première version de cet ouvrage, il y a dix ans maintenant, l'image du jeûne a bien changé. Aujourd'hui, certains médecins des plus récalcitrants, qui n'hésitaient pas à qualifier de très dangereux les adeptes du jeûne, n'hésitent plus à le conseiller (en oubliant souvent de dire qu'ils s'étaient peut-être un peu trompés pendant des années). Car, aujourd'hui, des travaux menés aux États-Unis prouvent, d'études en études, que cette restriction alimentaire est un remède à part entière, utile dans nombre de pathologies chroniques.

L'équipe du chercheur Valter Longo, à qui l'on doit des recherches sur les effets du jeûne associé à la chimiothérapie, continue à mesurer l'incidence de cette « privation » dans d'autres domaines. Ainsi, tout récemment, dans les laboratoires scientifiques californiens, ce sont les bienfaits du jeûne sur le diabète qui ont été constatés.

Les chercheurs ont fait jeûner des souris atteintes de diabète pendant 4 jours et cela chaque semaine pendant plusieurs mois. Le régime était certes « sévère », mais les résultats spectaculaires : ce jeûne a favorisé la croissance de nouvelles cellules pancréatiques produisant de l'insuline, réduisant ainsi les symptômes des diabètes de type 1 et de type 2. Les scientifiques ont constaté une régénération des cellules bêta du pancréas, responsables du stockage et de la libération d'insuline, avec un remplacement des cellules non opérationnelles par des cellules saines. Le jeûne a également été testé sur des cultures de cellules humaines et a permis de réactiver la production d'insuline dans les cellules pancréatiques de patients diabétiques de type 1. Ces recherches sont très prometteuses.

Ne tentez pas, cependant, de jeûner sans surveillance médicale si vous êtes diabétique, mais on peut espérer que ce type d'études puisse, à terme, déboucher sur un protocole de jeûne adapté et à visée thérapeutique.

Bien entendu, cet ouvrage n'a pas vocation à remplacer un traitement médical, mais simplement à présenter le jeûne et ses bienfaits dans sa pratique la plus simple : en prévention, quand on veut garder son énergie et sa santé le plus longtemps possible. Mais qui peut le plus, peut le moins !

AVANT-PROPOS

Pour vivre, nous avons besoin de manger, c'est incontestable. Pour dépenser de l'énergie, il faut en emmagasiner, c'est vrai également. Mais l'erreur que l'on commet, c'est de penser que les bonnes calories que l'on mange le matin vont se transformer en énergie physique et intellectuelle dans les heures qui suivent. Entre les deux, il y a la digestion. Cette transformation longue et complexe est l'une des opérations les plus consommatrices d'énergie qui soit… et elle laisse derrière elle une masse de déchets qui finit par s'accumuler dans l'organisme.

De temps en temps, le corps a besoin d'une pause. De l'énergie en stock, il en a. Du temps pour faire son propre ménage, il en manque. Il est toujours occupé à digérer…

Offrez-lui cette pause avec le jeûne, petit d'abord (et si vous commenciez par essayer de sauter un dîner ou un petit-déjeuner ?), puis plus long, jusqu'à trouver votre rythme. Vous en êtes capable, tout le monde peut le faire, et toujours avec bénéfice !

Je ne suis ni une ascète ni une rêveuse… On me reprocherait plutôt d'être un peu trop pragmatique. Je ne jeûne pas pour purifier mon esprit ou atteindre le nirvana, mais uniquement parce que j'ai été convaincue, par mes lectures et de nombreux témoignages, de l'intérêt de cette méthode pour être en meilleure santé. J'ai essayé et je peux dire que l'essai a été concluant. Non seulement on se sent mieux et les bienfaits physiques sont réels mais, en plus, on gagne en énergie intellectuelle. Ça, j'avais du mal à y croire, mais je dois reconnaître que le jeûne donne de la motivation et vous aide à passer au-delà de vos velléités.

Franchement, cela vaut la peine de tenter l'expérience (d'autant que, contrairement à tous les autres traitements, naturels ou non, c'est 100 % gratuit et vous faites même des économies) !

Lorsque l'on se demande « ce qui fait les centenaires », on obtient toujours la même réponse : longévité rime avec frugalité. Ils peuvent boire un verre de vin par repas, fumer trois cigarettes par jour, avoir eu beaucoup ou peu d'enfants, être agréables ou antipathiques, pingres ou généreux, ils ont tous eu, au moins sur de longues périodes, une alimentation frugale.

HALTE À LA GOINFRERIE !

Ma grand-mère est décédée à l'âge de 94 ans. Les dernières années de sa vie, ou plutôt les dernières décennies, elle se nourrissait surtout de tartines beurrées et de café au lait. Un jour où je m'étonnais de sa si grande forme alors qu'elle était diabétique, très « ronde », et qu'elle se nourrissait de n'importe quoi, un médecin ami, et pour lequel j'ai une grande estime, a répondu à mon étonnement : « Ta grand-mère a traversé deux guerres et les restrictions alimentaires qu'elle a subies l'ont préservée ensuite de bien des maladies. » La frugalité est source de santé. Jeûner, c'est un peu remettre les pendules de l'organisme à l'heure, opérer un grand nettoyage et laisser au corps le temps d'évacuer les vieilles cellules, les graisses, les déchets et les toxines qui l'encombrent. En lui octroyant, de temps à autre, ces moments de répit, vous ne lui faites que du bien.

UN JEÛNEUR N'EST PAS FORCÉMENT UN « FÊLÉ » !

Si vous osez parler de jeûne à votre entourage, on vous regardera sans doute comme un ou une illuminé(e), même si les médias se font de plus en plus souvent l'écho des bienfaits de cette pratique. Peu importe, tant qu'on ne vous suspecte pas de faire partie d'une secte. Toucher à la sacro-sainte nourriture peut sembler à certains un crime de lèse-majesté... S'ils savaient à quel point on savoure encore mieux les aliments après une petite diète ! Et puis, si on vous maintient que vous êtes un ou une hurluberlu(e), envoyez vos interlocuteurs se renseigner un peu plus avant d'asséner des inepties plutôt que de se barder d'a priori sans fondement. Si l'usage empirique ancestral de ce style de diète ne suffit pas à les convaincre de leur erreur, les preuves d'efficacité et d'innocuité du jeûne se multiplient ces derniers temps.

COMME LES ANIMAUX

Il n'est pas dans mes habitudes de faire des parallèles entre l'Homme et l'animal, ni même entre le chat et la souris et il me semble souvent absurde d'extrapoler à l'Homme les résultats d'études réalisées sur des animaux. Mais, en ce qui concerne le jeûne, il apparaît intéressant de constater que de nombreux animaux, dont des mammifères, peuvent se passer des semaines durant de nourriture sans pour autant s'en porter plus mal... Et, quand un animal, n'importe quel animal, est malade ou blessé, quelle est sa première réaction ? Il jeûne pour laisser son organisme utiliser toutes ses forces dans la bataille pour la guérison. Nous sommes, à ce titre, des animaux ! La maladie nous coupe l'appétit, écoutons notre organisme ! Passons-nous de nourriture le temps du rétablissement. Il n'en sera que plus rapide. Mais gare aux amis, à la famille et au médecin (dans la plupart des cas) : pour eux, il faut manger pour guérir (et cette idée fausse perdure !). Ils vont vous encourager à « reprendre des forces » en ingérant des calories. Erreur : si votre organisme refuse la nourriture, c'est qu'il a besoin de ce repos digestif pour retrouver équilibre et santé.

RELEVEZ LE DÉFI !

Si vous décidez de faire un jeûne, même de courte durée, vous serez forcément pris entre deux feux, l'un plus intense que l'autre... Le feu de certains « convertis » au jeûne, de ceux qui n'hésitent pas à mettre du « mystique » dans cet effort passager de se passer de nourriture (et dont l'analyse parfois irrationnelle peut déranger), et le feu plus nourri des affolés : « Mais tu vas mourir de faim ! Tu vas tomber dans les pommes, t'es devenue complètement folle (valable aussi au masculin)... »

On peut jeûner pour se faire du bien, simplement, sans pour autant donner au jeûne des pouvoirs illimités, dont celui de vous conduire tout droit dans les hautes sphères de la spiritualité. Considérons cette méthode pour ce qu'elle est : un moyen pour l'organisme de faire un peu le ménage, physiquement, mais aussi psychologiquement. Ne la rangeons pas du côté des exploits qui font des miracles... Le jeûne vous redonne un coup de punch au physique comme au reste, c'est-à-dire, pour moi, au moral et à l'intellect. Dès mon premier jeûne, dès que j'ai eu enfin fait l'effort de me passer de nourriture pendant plusieurs jours, j'ai compris à quel point on se faisait un monde de bien petites choses. Non seulement c'est bien moins difficile qu'on l'imagine, mais le résultat vaut vraiment la peine d'essayer. En réalité, il me semble bien moins frustrant de jeûner, même durant plusieurs jours (à condition de ne pas être confrontée à mes gourmandises préférées), que de suivre un régime alimentaire restrictif. Le dicton qui veut que « l'appétit vient en mangeant » prend ici tout son sens. On a plus de mal à manger moins (ce que l'on aime) que pas du tout. Le corps, lorsqu'on lui donne moins de nourriture qu'habituellement, attend toujours le complément… Mais quand on ne lui donne rien, après deux ou trois jours, il oublie de réclamer ! Et c'est vrai qu'on a rarement faim en jeûnant, surtout une fois passé les deux ou trois premiers jours, aussi étrange que cela puisse paraître.

NOUS AVONS DES RÉSERVES !

Le chameau est bien connu pour faire d'énormes réserves d'eau et survivre durant les traversées du désert… L'organisme humain, lui, met aussi de côté de quoi subvenir à ses besoins au cas où les temps deviendraient plus durs. La « machine » est bien orchestrée ! Non seulement chaque cellule et chaque organe disposent de réserves de nourriture, mais des réserves sont disséminées un peu partout et mises à disposition en cas de « pénurie ».

- Le foie peut fournir de grandes quantités de glycogène, excellent combustible !
- Le sang et la lymphe véhiculent bien des substances nutritives.
- Des réserves considérables de vitamines sont stockées dans différentes glandes.
- La moelle osseuse renferme des trésors nutritifs.
- Et plusieurs kilos de graisse (même chez les personnes minces) sont stockés pour faire face aux disettes !

Dans l'organisme, vous disposez de suffisamment de réserves pour « tenir » sans problème des semaines durant. Et ce que vous devez savoir, et qui vous fera sans doute plaisir, c'est que l'organisme puise avant tout dans ses réserves de graisses. Ceux qui vous diront que jeûner fait fondre les muscles n'ont jamais essayé : avant que les muscles ne fondent, bien des réserves de graisses sont utilisées par l'organisme pour subvenir à ses besoins fondamentaux. Et le corps ne va pas aller puiser dans les cellules saines de vos organes pour compenser le « manque », n'ayez crainte !

Le Dr Shelton, praticien du jeûne durant de longues années, explique que « si tous les tissus adipeux et autres réserves sont disponibles en abondance, on peut jeûner de trente à quatre-vingt-dix jours ou plus sans entamer une seule cellule des tissus essentiels du corps ». Aujourd'hui, les spécialistes du jeûne utilisent des balances à impédancemétrie : un système qui permet de peser la personne mais aussi de connaître ses taux de graisse, d'eau, de minéraux, de protéines… Et ce n'est pas du bon muscle qu'on perd en jeûnant mais de la graisse rance et de l'eau croupie, avec quelques cellules folles qu'on a tout intérêt à chasser avant qu'elles ne s'organisent et se multiplient !

JEÛNE : LES TÉMOIGNAGES D'EFFICACITÉ ET LES GARANTIES D'INNOCUITÉ

Si vous rencontrez des « jeûneurs » réguliers, ils vous diront à quel point ces périodes d'abstinence de nourriture leur font du bien, à tous les points de vue. Nombreux sont les témoignages qui prouvent à la fois l'intérêt thérapeutique des jeûnes et la parfaite innocuité de ce genre de pratique. À moins de faire une grève de la faim (qui n'a pas de durée définie, donc) ou bien d'être anorexique (ce qui est un cas bien à part), vous ne risquez franchement rien à vous passer de nourriture pour quelques jours !

Très intéressée par le jeûne depuis longtemps, j'ai demandé aux lectrices et lecteurs de mes articles dans la presse de me faire part de leur expérience dans ce domaine. Je vous livre ici deux témoignages qui m'ont paru particulièrement intéressants.

Témoignage

UNE RETRAITE QUI DÉBUTE BIEN POUR MME L. D'AUCH

Le jeûne est une thérapeutique formidable, je l'utilise plus ou moins régulièrement. J'ai commencé par des demi-jeûnes (jus de fruits et bouillon de légumes) puis des jeûnes de 3 à 8 jours à l'eau avec repos complet.

Le premier jour de ma retraite, je m'étais promis de jeûner pour évacuer tous les avatars et avaries de mon métier et commencer cette nouvelle vie du bon pied.

J'ai jeûné chez un hygiéniste pendant 23 jours avec des réactions (beaucoup de fatigue). Au bout de ce laps de temps, j'ai eu faim et, munie du « programme retour à l'alimentation », je suis rentrée chez moi un vendredi. Le lendemain, je suis allée me faire coiffer, je n'avais pas lavé mes cheveux pendant tout le temps du jeûne. Au lavabo, la jeune fille a mis la main dans mes cheveux et m'a demandé

- Il y a longtemps que vous n'avez pas fait de shampooing ?
- Ils sont si sales que cela !
- Oh non, ils sont doux et soyeux.

Et elle n'en finissait pas de les toucher. J'ai avoué mon exploit de 23 jours de jeûne. Imaginez son étonnement, elle m'a prise pour une débile totale. Mais j'en ai conclu que même les cheveux profitent du jeûne.

Le lendemain, samedi, mes yeux ont commencé à me piquer d'une façon désagréable, voire douloureuse. J'ai téléphoné à mon hygiéniste pour lui demander le pourquoi d'une telle réaction. Il a trouvé immédiatement une explication et a dit : "Cela va passer, vous évacuez de vieux médicaments pris pendant votre prime enfance."

Bien sûr, je pourrais vous raconter d'autres réactions, mais celles-ci sont plus anecdotiques. J'ai converti mon mari aux joies du jeûne, il n'apprécie pas tellement, mais reconnaît qu'il est beaucoup mieux ensuite. Sa tension a baissé et ses bronchites ont guéri.

La sécurité sociale n'aurait plus de déficit si l'on reconnaissait les bienfaits du jeûne.

Témoignage

REMETTRE LES PENDULES À L'HEURE DEUX FOIS PAR AN POUR ROGER C. DE L'HÉRAULT

Il faut savoir que je suis un amateur de bonne chère et de toutes ces bonnes choses que les diététiciens, toutes écoles confondues, déconseillent fortement. Ce qui se traduit par une surcharge pondérale dont je m'accommode.

Pourtant, interpellé par le jeûne, je me suis mis au défi d'essayer... et ce fut un grand succès, cela va faire maintenant plus de 10 ans que je pratique cette méthode régulièrement.

Au début, je ne concevais de réaliser cet exploit que dans un cadre privilégié. J'ai beaucoup apprécié la compétence et les conseils de Gertrud et Gisbert Bölling à Léoux. Ils m'ont beaucoup apporté.

Maintenant, je jeûne chez moi, deux fois par an, durant une semaine au printemps et en automne. À cette dernière saison, je prolonge avec une cure de raisin.

Certes, je perds du poids durant le jeûne, mais, comme les vieux démons (si agréables) reprennent le dessus, mes bonnes résolutions de sagesse alimentaire s'envolent et l'aiguille de la balance remonte. Si je jeûne, ce n'est donc pas pour perdre du poids.

Pour moi, jeûner, c'est faire un grand nettoyage et avoir une forme exceptionnelle. Je ne change rien à mes occupations sinon d'avoir besoin d'heures de marche supplémentaires pour calmer mon surplus d'énergie. C'est la superforme avec en prime une peau qui s'embellit de jour en jour. Spectaculaire. Je ressens parfois le besoin, en fin de cure de jeûne, d'une hydrothérapie du côlon *(voir encadré ci-dessous)*.

Si je suis un adepte du jeûne, je ne peux le réaliser dans de bonnes conditions qu'avec une préparation psychologique, consistant surtout à fixer les dates longtemps à l'avance, à bloquer mon agenda pour refuser toute invitation (non pas parce que les plats présentés me tenteraient, mais parce que je ne peux pas supporter le mal-être des autres convives de me voir ne pas manger). Humer des mets,

lécher des vitrines de traiteurs ou de pâtisseries ne me dérange pas quand je jeûne, si ma préparation a été bien faite.
J'ai essayé de jeûner une fois par semaine mais, pour moi, ce n'est pas au point. Durant les périodes de jeûne, je ne prends que de l'eau, des tisanes et des bouillons de légumes.

Témoignage

UNE TRÈS BELLE EXPÉRIENCE ET 6 KG EN MOINS POUR ANNICK P. DE SAÔNE-ET-LOIRE

Grâce à vous, je suis allée avec mon mari faire une semaine de jeûne dans le Morbihan. Vous aviez parlé du jeûne dans votre revue (...). Cette semaine nous a fait un bien fou, nous avons changé notre alimentation, perdu 4 kg pour moi et 6 kg pour mon mari. Nous ne les avons pas repris ; cela fait deux mois que nous sommes rentrés. Nous étions dans un groupe formidable, très belle expérience. Les conférences en soirée sont très instructives. »

L'HYDROTHÉRAPIE DU CÔLON

Cette méthode consiste à faire circuler de l'eau dans le gros intestin grâce à une canule à double courant introduite dans le rectum. L'eau peut ainsi entrer et sortir, emportant avec elle de nombreux déchets, des dépôts parfois installés de longue date dans le côlon. La méthode est indolore. Pendant que l'eau circule, l'hydrothérapeute masse l'abdomen pour « décoller » les matières. La séance dure environ une demi-heure. L'hydrothérapie du côlon est souvent proposée durant les stages de jeûne.

Témoignage

JEÛNE ET CHIMIO : AVEC ET SANS POUR MARJORIE

J'ai pu voir la différence entre jeûner et ne pas jeûner quand on suit un traitement de chimio. À la première chimio, j'ai jeûné et j'ai été très peu malade, quasiment rien.
Deuxième chimio : je n'ai pas jeûné et j'ai été extrêmement malade, une horreur ! J'ai vomi toutes les demi-heures la première nuit qui a suivi la chimio et j'ai été encore bien malade les 3 jours suivants. J'ai perdu 2 kg de plus que la fois où j'ai jeûné… Je venais d'acheter le Bol d'air Jacquier®, mais c'était sans doute trop tôt pour en voir les bienfaits…
À la troisième chimio, c'est-à-dire ce jeudi, mon jeûne a été super-efficace, mieux que la première fois, certainement grâce au Bol d'air Jacquier®. En super-forme, seulement deux ou trois vomissements sans douleurs ni nausées. Et j'ai perdu moins de kilos qu'en ne jeûnant pas.
Voici comment je procède : 2 jours avant ma chimio, je ne mange pas, ainsi que le jour de ma chimio, donc 3 jours de jeûne en tout. Le troisième jour, il est normal d'avoir des nausées, c'est signe que la détoxification se fait bien, c'est ce qui s'est passé pour moi, ça tombait bien, je n'avais pas le goût à manger. Le quatrième jour, le matin, je me suis fait un Miam-Ô-Fruit de France Guillain, soupe le soir plus crêpes au sucre complet sans gluten. Aujourd'hui : Miam-Ô-Fruit, à midi, choux de Bruxelles, et ce soir un petit plaisir : blanquette de veau…

Témoignage

JEÛNE ET LEUCÉMIE LYMPHOÏDE CHRONIQUE, VIVIANE ET JEAN C., DU VAL-DE-MARNE

La randonnée est une activité sportive très prisée qui peut se pratiquer à tout âge. Mais combien ont déjà expérimenté la randonnée en montagne, sur des sentiers escarpés avec des pentes allant jusqu'à 35 % de déclivité ? C'est le genre de stage de randonnée que nous avons fait, mon épouse et moi, du 31 mai au 7 juin 2014, dans la montagne d'Angèle près de Nyons, en Drôme provençale. Les sentiers de chèvres y ont des pentes et des dénivelés impressionnants, aussi bâtons et chaussures de montagne y sont indispensables pour rester accroché au terrain.

Chaque randonnée journalière consistait à parcourir, plutôt à « crapahuter », 8 à 15 km, dans ces paysages magnifiques que sont les montagnes de la Drôme provençale.

Rien d'extraordinaire à cela, sauf quand on sait que ces 4 à 5 heures de marche quotidiennes pendant une semaine, à près de 1 000 mètres d'altitude, sous un soleil généreux, par des températures de 25 à 30 degrés, se faisaient dans le cadre d'un stage de jeûne et randonnée.

En d'autres termes, nous avons marché pendant une semaine, en montagne, sous le soleil, dans la chaleur, 8 à 15 km par jour, sans aucune nourriture solide, le ventre vide, à l'exception de nos trois litres d'eau quotidiens.

Nous avons quand même beaucoup transpiré, beaucoup éliminé, sollicité intensément nos muscles et nos articulations, perdu quelques « petits gras », en fait, perdu beaucoup de « petits et de gros gras » pour être honnête.

Mais fichtre ! pourquoi se contraindre à jeûner pendant une semaine, et en plus à faire des efforts physiques qu'à notre âge, 74 ans, nous ne nous imaginions même pas capables de supporter ?

Cela mérite quelques explications, car nous ne sommes quand même pas, mon épouse et moi, « masos » ou inconscients à ce point.

En mars 2012, nous avions vu sur Arte le documentaire *Le jeûne, une nouvelle thérapie ?*, de Sylvie Gilman et Thierry de Lestrade. Intéressant, sûrement, mais nous ne nous sentions pas concernés, n'ayant pas de problème particulier à résoudre.

Lors d'un salon Marjolaine au Parc Floral de Vincennes, nous avons eu l'opportunité d'assister à une conférence donnée par Gisbert Bölling, un Allemand installé en France depuis quarante ans, qui traitait du jeûne et de ses applications thérapeutiques dans le cas de nombreuses pathologies, notamment le cancer.

En mars 2013, lors d'un bilan sanguin de routine, a été décelé chez mon épouse un problème qui, lorsqu'il devient aigu, n'a d'autre traitement que la chimiothérapie.

Le documentaire et la conférence nous sont revenus en mémoire, nous devenions concernés, car maintenant nous avions un problème.

À la suite de recherches, nous avons découvert que le jeûne était utilisé à des fins médicales dans bon nombre de pays. En Allemagne, le jeûne thérapeutique est pratiqué en milieu hospitalier et pris en charge par la Sécurité sociale. Aux États-Unis, des recherches avancées associant le jeûne à la chimiothérapie sont très prometteuses en matière de résultats obtenus.

Mais imaginer que l'on va se passer de nourriture et entamer un jeûne est, malgré tout, loin d'être évident. Il nous a fallu presque un an pour franchir le pas, vaincre bon nombre d'appréhensions et d'inquiétudes, avoir des contacts avec des personnes qui ont trouvé rémission ou résolution de leurs problèmes, pondérer les avis négatifs des médecins, etc.

Une fois la décision prise, notre choix s'est porté sur Gisbert Bölling, notre conférencier, qui, avec son épouse Gertrud, anime dans la Drôme des stages de jeûne et randonnée.

J'ai décidé d'accompagner mon épouse dans ce stage et de jeûner moi aussi.

La semaine précédant le jeûne, nous devions supprimer de notre alimentation tout aliment d'origine animale, thé, café, vin, pain, alcool, pour ne consommer que des légumes et des crudités. Le samedi 31 mai dans l'après-midi, nous arrivions à Léoux, dans la Drôme. C'est un petit village au pied de la montagne d'Angèle qui culmine à 1 606 mètres.

Après la prise de contact d'usage, notre groupe comprenant douze participants, Gertrud nous donne les explications nécessaires concernant le déroulement de cette semaine de jeûne.

Elle nous invite ensuite à boire un bol d'eau tiède dans lequel a été dissous au préalable un sachet de sulfate de magnésium, la fameuse purge, rituel de début du protocole.

La purge est destinée à nettoyer efficacement les intestins de tout résidu de nourriture pour obliger l'organisme à puiser d'emblée dans ses ressources profondes, à savoir ses graisses, car à l'exception des 3 litres d'eau journaliers, plus aucune nourriture pendant les 7 jours à venir.

Quatre personnes du groupe sont des « récidivistes », elles ont déjà fait plusieurs fois une semaine de jeûne au cours des années précédentes. Cela est très rassurant de voir que ces anciens ont « survécu » et qu'ils en redemandent. Surprise, une jeune femme entame même sa troisième semaine de jeûne et elle est en pleine forme.

À 10 heures, le dimanche matin 1er juin, tout le groupe se retrouve pour une petite demi-heure d'échauffements et d'assouplissements. La nuit a été pour l'ensemble des participants, sans exception, l'objet de multiples séjours là où le roi d'ordinaire se rend à pied, la purge ayant été vraiment d'une redoutable efficacité.

Les muscles de chacun étant chauds, chaussures de marche aux pieds, sacs à dos remplis de bouteilles d'eau, nous attaquons la première randonnée de la semaine.

Après deux heures de montée éprouvante, la pente est très raide, les sentiers caillouteux, le ciel de la Drôme provençale est d'un bleu limpide, il fait très chaud et les tee-shirts sont mouillés, la pause est bienvenue.

Nous avons presque bu un litre et demi d'eau pendant ces deux heures d'ascension. « Pour la première randonnée, c'est plutôt cool, nous dit l'animateur, seulement 200 mètres de dénivelé. »

Après la pause, retour au gîte, nous entamons la descente par un sentier escarpé et très pentu. Il faut planter les bâtons pour se freiner et mettre les chaussures de marche en canard pour ne pas déraper. Éprouvant, mais tout le monde suit. L'âge moyen du groupe est de 45 ans environ, mon épouse et moi étant les plus âgés ; la plus jeune, qui en est à sa troisième semaine, a 25 ans. L'accompagnateur, pour nous rassurer, nous dit qu'un couple d'anciens, 83 et 84 ans, fait ce stage et le même parcours chaque été depuis maintenant vingt ans. De retour vers 16 h 30, après 4 heures de marche éprouvante, dur pour les genoux dans la descente, une bonne douche, tout le groupe se retrouve à 17 h 30 pour un topo de Gertrud, sur ce que nous allons ressentir comme effets et perceptions au cours de ce jeûne.

Aussi surprenant que cela puisse paraître, personne ne ressent la faim, mais la fatigue commençant à se faire sentir, nous sommes, mon épouse et moi, couchés dès 21 heures.

Lundi 2 juin, nous ouvrons l'œil vers 7 h 30. Ouvrir l'œil est un bien grand mot, car nous avons eu l'impression, l'un comme l'autre, de ne pas l'avoir fermé de la nuit.

Une nuit en quatre ou cinq épisodes, probablement 3 heures au maximum de sommeil en tout et pour tout. C'est étonnant, mais nos articulations sont souples, nos genoux sont flexibles, nous n'avons aucune douleur, aucune courbature, et nous sommes toujours vivants, avec, en plus, une impression de forme surprenante, « la pêche » quoi ! Le reste du groupe a exactement les mêmes ressentis. Nous apprendrons par la suite que dormir 3 ou 4 heures par nuit est à peu près la norme pendant toutes les périodes de jeûne, l'organisme n'ayant plus à investir 30 % de ses ressources pour digérer pendant la nuit.

Après la douche, même rituel, à 10 heures, échauffements et assouplissements, nos 3 litres d'eau dans le sac à dos et c'est parti pour une nouvelle randonnée.

Tous les jours restants de la semaine sont à l'identique, des journées bien occupées, 4 à 5 heures de marche, soit de 8 à 15 km, 3 litres

d'eau à boire, quelques grimpettes à 35 %, des descentes où il faut mettre les rétro-freins, la galère quoi, mais pour adultes consentants ! Et de retour au gîte en fin de journée, toujours le même constat, nous ne sommes pas fatigués, aucune courbature, des articulations souples, un cerveau qui semble fonctionner à 100 à l'heure tellement des idées créatives y foisonnent, toujours aucune sensation de faim, très surprenant ! Et c'est la même perception pour tout le monde.
Un bémol toutefois, le troisième jour de jeûne fut le plus difficile, mais nous étions prévenus de ce qu'il allait se passer, donc pas de surprise. Privé depuis 3 jours, le corps comprend qu'il n'aura plus de nourriture externe et qu'il va seulement devoir compter sur ses propres réserves de graisses saines.
Il lui faut donc faire le grand nettoyage et évacuer les toxines accumulées dans ses graisses depuis des années. C'est le phénomène de l'acidose lié à la détoxination des cellules.
Suivant les personnes, cela se traduit pendant quelques heures par des malaises, des maux de tête, des vertiges, voire des vomissements importants. Pour ma femme, ce fut assez éprouvant.
Nous avons découvert que, pendant le jeûne, l'organisme va d'abord consommer tout ce qui n'est pas utile, les cellules malades ou malignes, celles qui sont dysfonctionnelles, les toxines, puis les graisses et les réserves d'énergie.
Comme il n'y a plus de nourriture externe, le corps doit produire du glucose à partir de ses propres réserves. Le glucose viendra essentiellement des lipides. Les protéines des muscles, sollicitées seulement au cours des premières 24 heures, ne seront pas concernées, les organes vitaux seront aussi préservés.
Une personne normale en bonne santé a suffisamment de réserves sous forme de graisses corporelles pour alimenter son corps pendant environ 40 jours. Pendant le jeûne, le corps ne cesse pas d'être nourri, il l'est autrement que d'habitude, à partir de ses propres réserves.
Le plus surprenant, c'est que sans rien dans le ventre, en ne dormant que 3 à 4 heures maximum par nuit, nous avions tous une forme extraordinaire. Personne n'est resté en arrière. Tout le monde a

crapahuté, même ceux qui avaient de sérieux problèmes de santé. Monter et descendre des pentes qui, avec le recul, nous paraissent toujours aussi impressionnantes, sont des activités que nous n'aurions pas imaginé, mon épouse et moi, être capables de faire. Et pourtant nous l'avons fait avec une énergie surprenante.

Le samedi matin, 7 juin, septième et dernier jour de jeûne, récompense suprême, nous avons eu droit à deux cuillères de graines de lin et deux pruneaux qui avaient trempé depuis la veille.

À partir de ce jour, nous avons progressivement retrouvé une alimentation normale.

La reprise alimentaire, après le jeûne, est aussi importante, sinon plus, que le jeûne lui-même, car le processus de détoxination se poursuit pendant cette période.

Trois mois après, voici un bilan rapide de cette expérience.

- Mon épouse a perdu 5 kg, et moi 4 kg pendant cette semaine, nous ne les avons pas repris. Il a donc fallu racheter quelques pantalons, car le tour de taille a été principalement affecté.
- Les derniers résultats d'analyses de mon épouse montrent que les taux de leucocytes qui étaient à 40 % au-dessus de la norme maximale sont tombés à + 10 % seulement, les lymphocytes qui étaient à plus 110 % sont maintenant à seulement + 50 % du maximum, les plaquettes ont augmenté de 20 % ainsi que les protéines. Comme elle n'a aucun traitement, son médecin, une fois passé l'étonnement, n'a pas d'explication quant à ces résultats qui étaient pourtant en constante détérioration depuis un an et demi.
- Les crampes nocturnes ont complètement disparu, ainsi que tous les problèmes de digestion, ballonnements ou autres. L'hallux valgus a diminué de moitié (on sait que ce dernier est constitué en grande partie de toxines).
- Mes douleurs lombaires ne sont plus revenues.
- Nous avons continué les marches pendant toute la période d'été, en montagne, dans les Alpes de Haute-Provence, toujours avec une forme extraordinaire, sans courbature ni douleur articulaire.

- Ma tension qui était plutôt de l'ordre de 14 / 9 en moyenne est désormais tombée à 12 / 8.
- Des taches de peau et irritations ont disparu. Le jeûne nous a probablement rajeunis.
- Dès le début de la reprise alimentaire, le sommeil est revenu et il est devenu plus profond qu'avant, des nuits de 8 heures sans réveil, très surprenant à notre âge.

Suivant les recommandations données durant le stage, nous avons modifié notre alimentation : beaucoup plus de crudités, pratiquement plus de viande rouge, mais du poisson, cuisson à la vapeur, 2 litres d'eau par jour, du pain d'épeautre plutôt que du pain blanc, etc. Et nous avons toujours la forme !

Il est certain que nous recommencerons cette expérience, ne serait-ce que pour contribuer à résoudre les problèmes de mon épouse et, si nécessaire, nous irons vers le jeûne thérapeutique de plus longue durée.

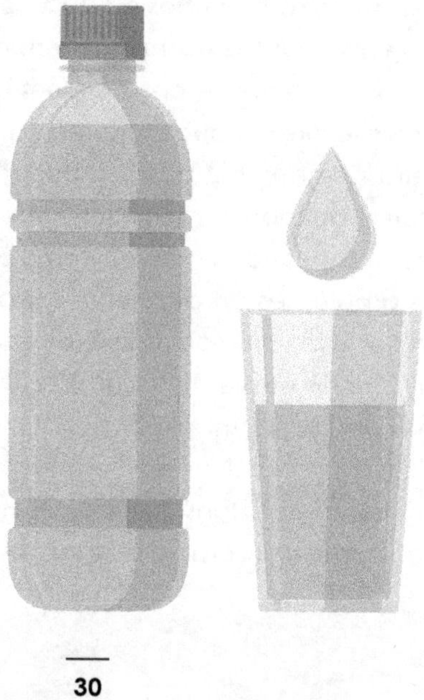

UN MIEUX-ÊTRE INDISCUTABLE

Après ces témoignages spontanés de lecteurs conquis, voici encore quelques anecdotes qui montrent que le jeûne est décidément un « traitement » efficace pour garder sa bonne santé, mais aussi pour la retrouver !

LES JEÛNES MENÉS PAR HERBERT M. SHELTON

Le Dr Shelton, au siècle dernier, a eu le courage de rassembler tous les travaux effectués sur le jeûne pour en faire une synthèse. Ce médecin américain dirigea plus de 25 000 jeûnes en trente ans de pratique de cette méthode. Les périodes d'abstinence qu'il conseillait à ses patients duraient, selon les cas, entre 3 jours et 2 mois. Plusieurs centaines de jeûnes conduits par le Dr Shelton ont duré entre 40 et 50 jours. Il a pu, fort de cette expérience, montrer que le jeûne ne présentait que des avantages pour la santé, à la simple condition d'être conduit avec raison.

CÉCITÉ ET TROUBLES CARDIO-VASCULAIRES

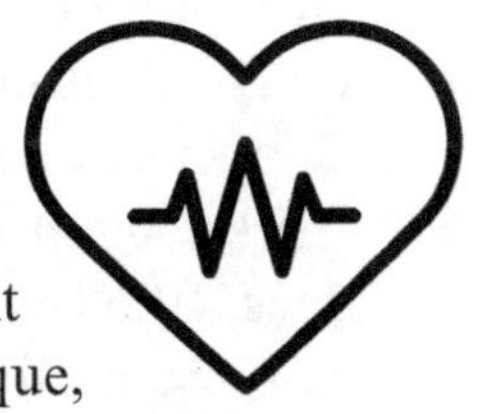

Dans les années 1930, un homme d'affaires anglais de 53 ans, qui était aveugle (cataracte des deux yeux), avait perdu le sens de l'odorat et souffrait d'importants troubles cardio-vasculaires. Il entreprit un jeûne sous la direction d'un spécialiste de l'époque, John W. Armstrong. Il avait auparavant essayé toutes sortes de médicaments et de traitements pour guérir, en vain, et tentait le jeûne comme une dernière chance. L'homme, qui pesait alors 86,5 kg, cessa de s'alimenter le 31 octobre 1932 et ne but plus que de l'eau jusqu'au 8 février 1933 en fin de journée. Il but alors le jus d'une orange puis attendit le lendemain midi pour recommencer à s'alimenter progressivement. Il fallut presque deux mois de jeûne pour que la cataracte cesse et que l'homme retrouve, petit à petit, la vue. Il vit aussi revenir son odorat, l'état de ses artères et de son cœur s'améliora… L'homme, à la sortie de son jeûne, raconta cette expérience à un journaliste : « J'étais à bout. Rien ne me faisait du bien et j'ai essayé le jeûne en dernier ressort. J'aurais essayé n'importe quoi dans l'espoir de me remettre. J'ai commencé le jeûne comme une expérience de dix jours, puis, constatant une légère amélioration, j'ai continué jour après jour. » Lorsque cet homme a cessé son jeûne, après 101 jours d'abstinence, il était tout à fait capable de répondre aux reporters venus l'interviewer et faisait preuve d'une grande clarté d'esprit, ce qui a dû les surprendre. Il avait perdu près de la moitié de son poids (40,3 kg) et se portait pourtant très bien, se promenait même tous les jours. Pour lui, les 15 premiers jours de jeûne furent les plus difficiles car il avait dû réellement faire un effort de volonté pour résister à la nourriture. Ensuite, l'envie lui était passée.

OBÉSITÉ

De nombreux cas d'obésité semblent avoir été résolus par le jeûne. Le Dr Shelton rapporte un témoignage divulgué par la presse au début des années 1930. Une chanteuse rhodésienne, qui pesait 105 kg, avait décidé de jeûner pour perdre ses rondeurs superflues. Elle cessa de s'alimenter pendant 101 jours, se contentant de boire un litre à un litre et demi d'eau froide et chaude chaque jour. À la fin de son jeûne, elle avait perdu 28,5 kg, se sentait en parfaite santé, avait repris une intense vie mondaine et continuait à donner des concerts.

DIGESTION DIFFICILE

Certes, quand on n'a plus rien à digérer, on digère mieux… Et lorsque chaque repas provoque des douleurs insoutenables, le jeûne finit par s'imposer… C'est ce qui est arrivé au Dr Tanner. Ce médecin souffrait de digestion difficile et douloureuse depuis le plus jeune âge et ses « après-repas » étaient si douloureux qu'il décida un beau jour de cesser de manger. Le jeûne fut pour lui une révélation. À la fin de son expérience, cet homme digérait si bien qu'il mangea suffisamment dans les 24 heures qui ont suivi son jeûne pour reprendre 4 kg et en 8 jours tout ce qu'il avait perdu, soit 16 kg. Bien entendu, cette reprise alimentaire anarchique et démesurée est totalement déconseillée après un jeûne. Le Dr Tanner a eu de la chance : non seulement il n'a pas été malade de ses excès, mais il n'a plus jamais eu, ensuite, de troubles de la digestion.

EFFICACITÉ INTELLECTUELLE

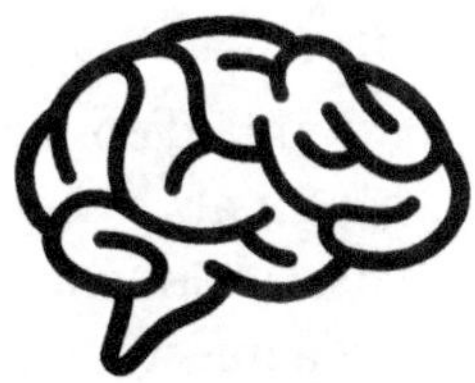

Les adeptes du jeûne évoquent souvent les effets « d'élévation spirituelle » de cette abstinence. Sans doute est-ce lié aux capacités aiguisées de la matière grise apparemment libérée elle aussi des toxines, sortes de barrières invisibles. Au milieu du xxe siècle, un groupe d'étudiants de l'Université de Chicago a entrepris de tester les effets du jeûne sur une semaine. Ils ne changèrent rien à leurs habitudes durant cette semaine : ils allaient en cours comme d'habitude et pratiquaient le même exercice physique qu'à l'accoutumée. Durant cette courte période, les professeurs remarquèrent chez les jeûneurs d'énormes progrès dans les matières scolaires. Cette expérience fut plusieurs fois renouvelée et il fut ainsi démontré que ce n'était pas le fait du hasard. Le jeûne améliore réellement les capacités intellectuelles.

UN BON CALMANT

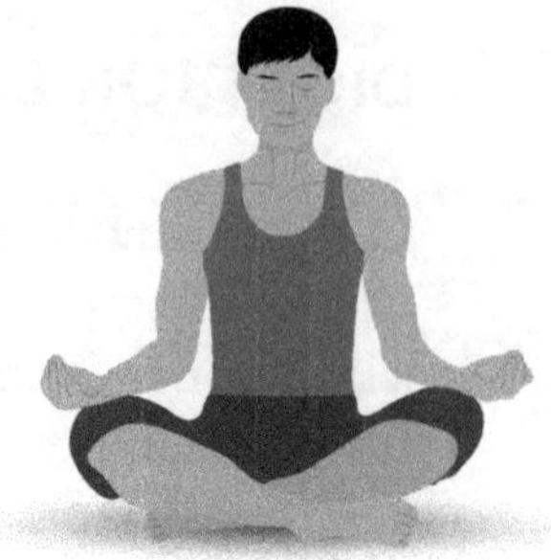

Le Dr Shelton cite un exemple éloquent de l'effet apaisant du jeûne chez les grands nerveux. Une de ses patientes venue le consulter était si nerveuse qu'il suffisait que son mari la pointe du doigt en faisant « hou » pour qu'elle devienne hystérique, riant et pleurant alternativement pendant un bon moment avant de réussir enfin à retrouver son calme. Le moindre bruit, dans la maison ou à l'extérieur, pendant la nuit, l'effrayait. Un jeûne d'une semaine suffit à faire disparaître sa nervosité maladive.

CONTRE LES CRISES D'ÉPILEPSIE

Plusieurs fois, le Dr Shelton a fait tester le jeûne par des malades atteints d'épilepsie avec grand succès. Les crises ne recommencèrent après le jeûne que chez deux de ses patients. Dans tous les cas, l'abstinence alimentaire fut salvatrice. Le Dr Weger, spécialiste de la question, explique qu'« il est reconnu par les médecins que la plupart des crises d'épilepsie sont précipitées par des dérangements gastro-intestinaux, par l'hyperacidité gastrique et la fermentation intestinale (…). La plus fréquente source d'irritation est le côlon. » Shelton parle, comme exemple, d'un de ses patients qui avait des douleurs dans la région pelvienne gauche et une contraction du côlon avant chaque « crise ». Bien entendu, si, après le jeûne, le patient reprend le même régime alimentaire que précédemment, l'échec sur la durée est vraisemblable.

POUR MIEUX ENTENDRE

Le Dr Shelton décrit le cas d'un de ses malades complètement sourd d'une oreille depuis 25 ans. Il retrouva son ouïe après 30 jours de jeûne et « fut capable d'entendre le tic-tac de sa montre avec sa “mauvaise” oreille ». De nombreux cas de malaudition ont été améliorés, parfois même totalement résolus, avec le jeûne (sans pour autant que l'on puisse le considérer comme la solution à la surdité !).

AUGMENTER SES PERFORMANCES PHYSIQUES

Il ne s'agit pas de dire qu'il faut forcément jeûner avant une compétition (même si c'est ce que faisait Yannick Noah avant les compétitions quand il était à son plus haut niveau !), mais de citer des exemples qui montrent que le jeûne, contrairement aux idées reçues, procure de la force plus qu'il ne fatigue. Le Dr Tanner, devenu praticien et thérapeute spécialiste du jeûne, fut confronté à un journaliste qui ne voulait pas croire que l'on puisse conserver ses forces sans manger. Le Dr Tanner venait de jeûner pendant deux semaines et prit le journaliste au mot : « Voyez, j'ai été à moitié invalide pendant plusieurs années durant lesquelles j'ai souffert de toutes sortes de maladies et je viens de jeûner pendant deux semaines. Vous êtes jeune, vous êtes en bonne santé, vous êtes fort et vigoureux. Je vais simplement prendre une tasse d'eau et ensuite nous allons faire une course autour de cette salle et nous verrons qui résistera le plus longtemps. » Le journaliste accepta le défi et eut vite fait de se ridiculiser, sous les yeux de témoins amusés, devant le jeûneur dont la force et la résistance semblaient décuplées.

De nombreux athlètes pratiquent le jeûne lorsqu'ils commencent une préparation physique en vue d'une compétition et les témoignages de l'efficacité du jeûne dans ce domaine ne manquent pas.

En 1903, huit athlètes se sont soumis à un jeûne de 7 jours et ont fait des tests de force et d'endurance à la sortie de cette cure, battant des records à la surprise générale. Mr Low, athlète rompu à la pratique du jeûne, défia deux médecins qui affirmaient qu'en se passant de nourriture pendant une semaine, on serait si faible qu'on pourrait à peine marcher et qu'avec quelques jours d'abstinence de plus, on mettait sa vie en danger. Mr Low leur proposa de les combattre à la manière de leur choix après qu'il eut jeûné 15 jours ! Il était sans conteste en bien meilleure forme qu'eux...

REMÈDE À LA SYPHILIS

Bien avant l'ère des antibiotiques, la syphilis sonnait la condamnation à mort de ceux qu'elle contaminait. Pourtant, en Égypte, les hôpitaux lui opposaient une solution parfaitement efficace : le jeûne ! Durant les grandes épidémies qui ont décimé de tout temps des milliers d'hommes, ceux qui s'en sont sortis, à chaque fois, n'étaient pas les bien-nourris mais les affamés !

CONTRE L'ACNÉ

Les éruptions cutanées disparaissent assez rapidement lors d'un jeûne. Le Dr Shelton cite le cas d'un jeune homme couvert de boutons depuis 10 ans qui avait essayé tous les traitements médicaux possibles et imaginables avant d'entreprendre un jeûne : « Au bout de 9 jours, sa peau était aussi vierge d'éruptions que celle d'un bébé. »

CONTRE L'ARTHRITE

Voici le cas du Dr Louis-Marie Blanc d'Aix-en-Provence, rapporté par le Dr Bertholet, qui lui fit suivre une cure de jeûne (l'observation du médecin qui a suivi la cure a été publiée dans *Les Libres Thérapeutiques* en mars 1960).

Arthritique, le Dr Blanc est allé faire une cure de 21 jours auprès du Dr Bertholet. Il perdit du poids (10 kg) et pesait 69 kg pour 1,71 mètre, ce qui reste raisonnable. Ce dont il a le plus souffert : insomnie, pesanteur douloureuse au niveau du foie et mauvais état de sa langue et de ses gencives qui « donne une impression de mauvaise bouche qu'aucun lavage n'atténue ». Mais il n'a eu aucune sensation de faim. Plus jamais ensuite il n'a souffert des troubles digestifs et des douleurs qui le poursuivaient depuis son enfance.

CONTRE LES MAUX DE TÊTE

Un conseiller d'État russe, à la fin du XIXe siècle, le Dr Von Seeland, s'adonna à un jeûne de 36 heures chaque semaine pendant 6 mois. Ses terribles maux de tête, dont il souffrait depuis l'enfance, furent guéris. Il déclara ensuite : « Ce qui me fit un plaisir tout particulier et me confirma dans mon dessein de continuer mes jeûnes, ce fut une sensation merveilleuse de bien-être et de bonne humeur : après chaque période de cure, je me sentais aussi vif et aussi optimiste qu'un enfant de 15 ans. »

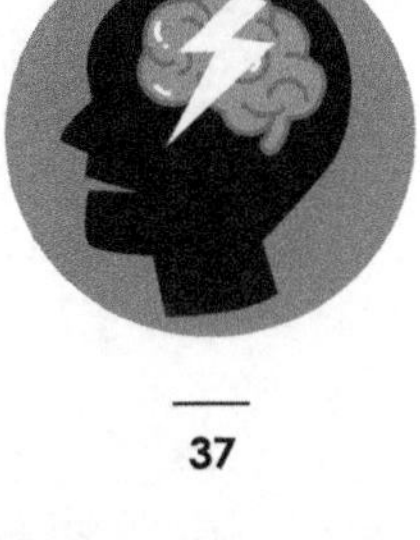

ASTHME ET BRONCHITE CHRONIQUE

Le Dr Bertholet cite le cas d'un homme de 40 ans environ qui souffrait d'insuffisance cardiaque et pulmonaire, d'asthme et de bronchite chronique. Incapable de travailler depuis plus d'un an, cet homme ne pouvait plus faire le moindre effort, avait des douleurs constantes dans la poitrine, de violentes palpitations et avait tenté tous les traitements médicamenteux qui lui avaient été prescrits jusque-là, sans succès. Ce cas déclaré incurable guérit totalement en 28 jours de jeûne.

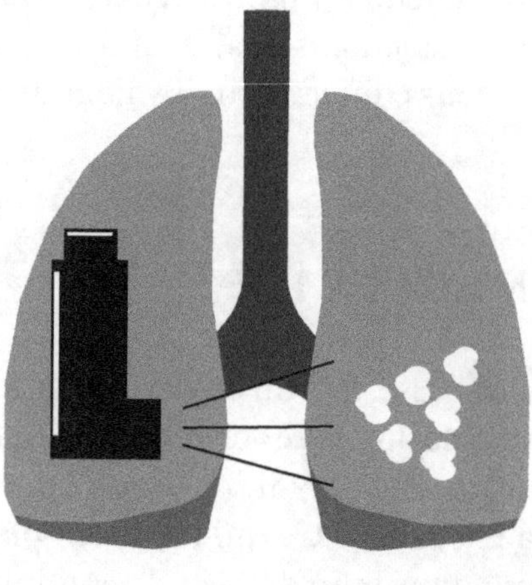

LES BIENFAITS DU JEÛNE

« Nous ne réalisons peut-être pas dans quelle mesure les processus du métabolisme consument de l'énergie. Il faut une immense quantité d'énergie pour digérer, convertir et pousser à travers neuf mètres de conduits plusieurs kilos de substances alimentaires, et pour transporter les éléments assimilés, en quantités normales et en excès, dans chaque vaisseau sanguin, et ce continuellement. Si cette énergie n'est pas utilisée dans ce but, elle est disponible pour l'être dans d'autres directions ; et dans tous les cas de maladie, elle est principalement employée en vue du rétablissement. Beaucoup de gens se fatiguent et s'épuisent en utilisant toutes leurs énergies dans de continuels processus digestifs. »

MacFadden

UNE AUTRE IDÉE DE LA MÉDECINE

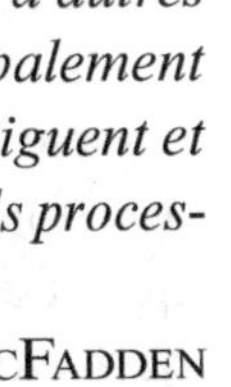

« Le terrain est tout, le microbe n'est rien. » Cette phrase de Claude Bernard est devenue célèbre.

Si l'organisme est parfaitement équilibré et ses cellules saines, ses éventuels « agresseurs », en particulier les virus et les bactéries, n'y trouvent pas prise ; ils ne parviennent pas à s'y insérer, à s'y installer. Ils passent leur chemin. Pourtant, la médecine « préventive » n'intéresse a priori que très peu de médecins ou de scientifiques.

La médecine suit, depuis la fin du XIXe siècle, les « découvertes » de Pasteur, bien que leur honnêteté ait souvent été mise en cause. À l'époque de Pasteur, deux grandes écoles se sont affrontées. La sienne, qui voulait que nos ennemis, c'est-à-dire les responsables de nos maladies, soient des agents extérieurs. L'autre, celle de Claude Bernard, qui estimait au contraire que le mal venait de l'intérieur et que de l'équilibre et de la « santé » de nos cellules dépendait notre santé en général, un corps sain ne craignant pas les agresseurs venus de l'extérieur. À l'inverse, un organisme affaibli laisse entrer les microbes qui y prolifèrent sans vergogne ! Cette théorie semble plus à même que celle de Pasteur d'expliquer pourquoi, par exemple, une même épidémie gravissime, comme la peste, le choléra, la tuberculose, ou même le sida, toucherait une personne et en laisserait une autre indemne, les deux ayant pourtant en apparence toutes les raisons de subir ou de ne pas subir cette contagion.

Pour le Dr Bertholet, qui dirigea longtemps un établissement destiné au jeûne sur les bords du lac Léman (la villa « Les Violettes »), et qui fit connaître les bienfaits du jeûne à ses patients pendant plus de 40 ans : « Il est de fait que l'abstention plus ou moins prolongée de nourriture donne aux organes un temps de repos en ce qui concerne les processus d'assimilation et permet aux cellules d'agir en mode éliminatoire et de chasser tous les poisons et toxines qui entravent leur fonctionnement normal. »

Prenons un exemple : personne n'aurait l'idée de nier les effets parfois salvateurs des antibiotiques. Lors d'un épisode aigu de maladie d'origine bactérienne, ces médicaments peuvent, en supprimant l'agent agresseur, sauver sa victime. Mais si cette « victime » avait eu des cellules saines, la bactérie n'aurait sans doute pas trouvé moyen de s'y faufiler !

Le Dr Bertholet, s'il ne nie pas que les antibiotiques puissent sauver des vies, explique aussi qu'après un tel traitement, il est grand temps de s'attaquer à la « racine profonde du mal » et de rétablir « l'intégrité première du terrain. Or, pour ce faire, pour atteindre la cause profonde du mal, pour remédier au déséquilibre cellulaire et pour reconstituer un terrain normal, rien ne vaut une cure de jeûne rationnellement conduite. »

QUI PEUT LE PLUS...

La liste des pathologies qui peuvent être guéries par le jeûne est longue. Mais je préfère parler ici du rôle préventif de l'abstinence alimentaire de courte durée, de ses effets de rééquilibrage de l'organisme et d'accélération de l'élimination de tous les déchets et toxines que nous accumulons au cours des semaines, des mois, des années...

Des cas de malades condamnés par la médecine officielle avant d'être sauvés par un jeûne thérapeutique, il en existe des milliers sans doute, mais ils sont du ressort de la médecine et des cliniques spécialisées. Pour le moment, ces « traitements » ne sont pas proposés en France et il faut se rendre en Allemagne ou dans les pays de l'Est pour en bénéficier. Avec les travaux du chercheur Valter Longo, les pratiques pourraient changer en Occident (voir p. 53), mais il va nous falloir patienter.

VOUS SEREZ FIER DE VOUS !

Vous allez voir : en jeûnant, bien vite, et tant que vous n'aurez pas convaincu vos proches d'essayer, on vous attribuera un courage extraordinaire. Après tout, ce n'est pas désagréable et tant pis si c'est basé sur de fausses idées ! Jésus jeûnait, Moïse également, Gandhi aussi, pourquoi pas vous ? Mais soyons honnêtes : pas besoin d'être exceptionnel pour jeûner… Le courage dont vous devrez faire preuve, c'est celui de laisser parler les ignorants et de résister à l'envie de nourriture (à ne pas confondre avec la sensation de faim !). Pour l'avoir déjà fait plusieurs fois, je peux vous garantir que cela ne relève pas de l'exploit, même si, surtout la première fois, on est sacrément fier d'avoir « sauté le pas ».

UNE MACHINE COMPLEXE ET GÉNIALE

L'organisme, étudié et analysé par les plus grands chercheurs et savants, garde toujours bien des parts de mystère, mais sans aller chercher dans les infimes détails de son fonctionnement, il suffit de se reporter à l'essentiel pour comprendre l'intérêt majeur du jeûne : notre organisme est une machine qui « brûle » des combustibles, au même titre que le moteur de votre véhicule, pour fabriquer son énergie. Or, cette combustion entraîne la fabrication de déchets. D'autant que, vous l'avez sans doute entendu et réentendu, nous mangeons trop et des aliments souvent riches en calories vides, c'est-à-dire pauvres en nutriments essentiels, et bourrés de sucres rapides ou de graisses que notre organisme a du mal à gérer, à assimiler, etc. Résultat : nous nous encrassons. Et à l'image d'un véhicule à qui l'on ne ferait jamais la vidange, à qui l'on ne changerait pas les différents filtres, à qui l'on donnerait, en plus, un carburant de mauvaise qualité, nous vieillissons mal. En proposant un jeûne à votre organisme de temps en temps, c'est un peu comme si vous lui offriez une super-révision. Sauf que vous n'avez rien à faire : il est capable, tout seul, de se « restaurer », de chasser les déchets et les toxines, de réparer ses tissus endommagés. Pour cela, il suffit de le laisser tranquille, de le mettre à la diète, bref, de jeûner ! Et, bien plus « intelligent » que votre véhicule qui tombe en panne lorsque son réservoir est vide, votre organisme, lui, s'il ne peut plus se servir dans votre système digestif, va puiser, dans vos réserves, des surplus dont vous serez bien content d'être débarrassé !

UNE PETITE « PAUSE »

Pendant le jeûne, ne croyez pas que votre organisme fonctionne au ralenti. N'allez pas imaginer qu'il cesse de travailler ! Il continue, à partir de ses réserves, à fabriquer de l'énergie, à vous permettre de bouger, de réfléchir, de vous concentrer, vous vivez comme si vous mangiez. Mais vous octroyez une pause à votre système digestif : seules la digestion et l'absorption de matières premières sont momentanément interrompues.

Comme l'écrit le Dr Oswald, qui employait couramment le jeûne à la fin du XIXe siècle pour soigner ses malades : « Lorsqu'elle n'a pas de travail digestif à faire, la Nature emploie le loisir longuement désiré à des fins de nettoyage général. Les accumulations de tissus superflus sont examinées et analysées ; les parties utilisables sont renvoyées au système nutritif, les déchets sont enlevés complètement et d'une façon permanente. » En résumé, en arrêtant momentanément de manger, vous laissez le temps et le loisir à votre organisme de faire un peu de tri : il élimine le superflu sans toucher à l'essentiel !

QUI VA PIANO…

Lorsque vous jeûnez et que votre système digestif est en chômage technique, votre organisme ne dispose pas, à chaque seconde, d'un afflux de sucre rapide. D'où des réactions un peu plus lentes qu'à l'habitude. Votre corps doit puiser dans ses réserves et la transformation en énergie demande un peu plus de temps. C'est pourquoi, pendant que vous jeûnez, vous risquez d'être moins « rapide ». Ce n'est pas le moment de piquer un 100 mètres ou de jouer la finale d'un jeu où il faut avoir de bons réflexes. En revanche, à vous l'endurance ! La randonnée, la stratégie à long terme, tout ce qui demande à être agi ou réfléchi de manière posée vous sera facilité. Ce qui veut dire aussi qu'il ne faut pas prendre la voiture dans n'importe quelle condition : vous ne risquez pas de vous trouver mal, mais vos « réflexes » sont moins rapides. Si vous devez conduire, prenez un peu de jus de fruits avant de vous mettre au volant.

LE GRAND NETTOYAGE

Le Dr Shelton insiste sur un des aspects du jeûne qui, selon lui, est souvent oublié ou passe inaperçu : en puisant dans ses tissus non essentiels pour se maintenir en activité, l'organisme cause la destruction, l'absorption ou l'utilisation des croissances anormales et autres tumeurs encombrantes. Bien entendu, j'entends d'ici les cris d'épouvante du côté de la médecine conventionnelle : « Comment peut-on imaginer un instant soigner un cancer en jeûnant ? » D'autant que, parmi les signes qu'il peut déclencher, le cancer provoque souvent l'amaigrissement. Sans dire que le jeûne résoudrait toutes les maladies ni qu'il serait la solution miracle pour soigner le cancer, c'est sans doute une excellente arme en prévention. Des jeûnes périodiques peuvent, sans aucun doute, et comme plusieurs auteurs l'ont déjà avancé, permettre d'éliminer de vilaines cellules encore indécelables qui ne demandent qu'à proliférer si on les laisse faire ! Les travaux de Valter Longo, eux, apporte un nouvel éclairage sur le jeûne comme traitement « complémentaire » du cancer.

L'AUTOLYSE

Ce terme pourrait faire peur car il signifie littéralement « perte de soi-même » ou « autodigestion ». Et le jeûne provoque ce phénomène à l'intérieur de notre organisme : nos cellules produisent des enzymes qui vont les digérer lorsque l'organisme en aura besoin. On peut comparer ce phénomène à des exemples du règne végétal. Les plantes à bulbes, comme l'oignon, fonctionnent de la sorte. Ainsi, le bulbe d'oignon, même hors des conditions habituelles de culture, peut commencer à germer. Des tiges en sortent et poussent jusqu'à ce que le bulbe soit vidé de toute substance nutritive. La plante a digéré et utilisé ses réserves pour croître. Qu'il s'agisse du règne végétal ou animal, les enzymes transforment les cellules pour les adapter au rôle qu'elles doivent jouer. Selon les besoins des organes, l'organisme sait ainsi créer, à partir de réserves énergétiques ou de cellules non indispensables, les matériaux nécessaires à sa survie. Pendant le jeûne, par exemple, il transforme d'abord les graisses, mais lorsqu'il s'agit de faire fonctionner cœur et cerveau, on ne peut pas se permettre d'être en « rupture de stock » et, au besoin, l'organisme sait très bien gérer ce genre de priorités : il va prendre des protéines dans les muscles du squelette, les digérer grâce à des enzymes spécifiques (les protéases intracellulaires) et les transformer ainsi en acides aminés. Ces derniers seront alors transportés par le courant sanguin vers les organes prioritaires : le cœur et le cerveau. Si les protéines ne sont pas « autolysées », c'est-à-dire transformées en petites molécules par les enzymes, elles ne peuvent pas être conduites d'une zone de l'organisme à une autre.

Là où l'organisme est vraiment une machine merveilleuse, c'est qu'il contrôle parfaitement ce phénomène d'autolyse : jamais il ne « détruira » un tissu sain pour nourrir un tissu malade. Au contraire, il puise toujours dans les ressources soit nuisibles soit inutiles pour alimenter les fonctions indispensables à la survie.

LA PERTE DE POIDS

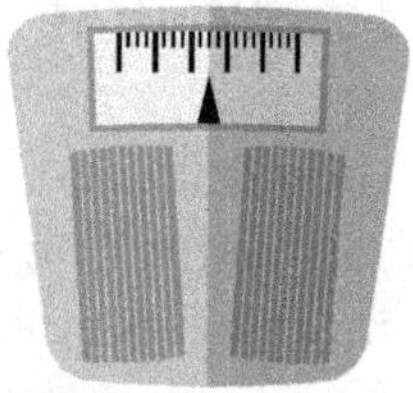

Vous ne rencontrerez jamais un nutritionniste qui vous proposera de jeûner pour perdre vos rondeurs… Ce qui paraît tout à fait logique car le jeûne n'est pas LE régime amaigrissant miracle. En revanche, il vous conseillera sans doute, avec ou sans l'aide d'une diététicienne, un régime alimentaire conçu pour que vous puissiez perdre du poids. Qu'il est difficile de suivre ce genre de prescription !

Le jeûne, lui, va vous faire maigrir, c'est indéniable. Mais il n'est pas fait pour durer et si vous devez l'employer en vue de mincir, sachez qu'il n'est pas suffisant ! Son rôle se limitera à être un « starter » dans l'amincissement. Les premiers jours de jeûne sont ceux où l'on perd le plus de poids (tout comme les premiers jours de régime alimentaire restrictif !), mais surtout, cette abstinence, en permettant à l'organisme de chasser déchets et toxines, lui permettra de mieux « brûler » les apports énergétiques. Commencer un régime par un jeûne semble donc parfaitement réaliste, d'autant que lorsque vous aurez vu à quel point il est facile de se passer d'aliments, vous aurez peut-être moins de mal à pratiquer des restrictions par rapport à votre régime alimentaire « habituel ».

On considère qu'un jeûneur perd en moyenne 500 grammes par jour, mais c'est en réalité très variable. Tout dépend du surpoids de départ : une personne obèse perdra plus rapidement qu'une maigrichonne (à qui un jeûne court n'est pas contre-indiqué), tout comme la personne qui pratique un exercice physique régulier s'affinera plus vite que celle qui reste clouée dans son lit ou sur sa chaise. Il faut savoir aussi que si les femmes et les hommes perdent à peu près autant de poids, les femmes perdent davantage de graisse, les hommes davantage d'eau. Ceci s'explique parfaitement car les femmes, naturellement, sont constituées de plus de graisse.

UNE PEAU QUI RAJEUNIT

La peau bénéficie directement du rajeunissement cellulaire provoqué par le jeûne. Les taches et les défauts s'estompent, la couperose diminue, ainsi que les ridules, et la peau change à la fois de texture et de teinte : plus lisse et plus fine, elle semble à la fois plus nette et plus ferme, plus jeune tout simplement, à l'image des autres tissus du corps, régénérés par le jeûne. Au siècle dernier, les Drs Carlson et Kunde, du service de Physiologie de l'Université de Chicago, ont montré qu'un jeûne de 15 jours restaurait les tissus d'un homme de 40 ans et leur donnait les caractéristiques de la peau d'un jeune homme de 17 ans. Bien entendu, ce rajeunissement si rapide, si vous « replongez » dans une hygiène de vie déplorable, ne sera que passager. Le jeûne donne aussi d'excellents résultats chez les jeunes personnes souffrant d'acné.

C'EST BON POUR LE CŒUR

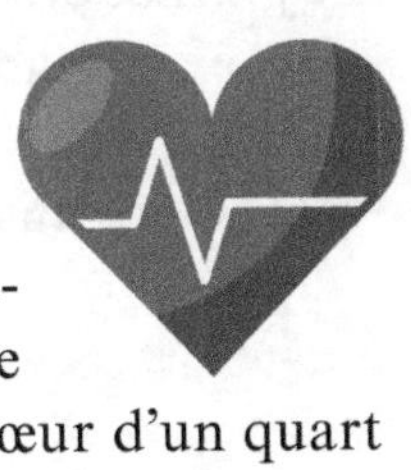

Avec le jeûne, le cœur, qui n'est plus constamment stimulé, peut se reposer un peu. La fréquence cardiaque diminue, faisant baisser le travail du cœur d'un quart environ. Si vous souffrez d'hypertension, un petit jeûne de temps en temps ferait sans aucun doute le plus grand bien à vos artères, d'autant plus si vous buvez beaucoup d'eau !

UN RÉEL SOULAGEMENT POUR L'ESTOMAC

La pratique du jeûne, sans doute parce que l'absence de nourriture dans l'estomac limite la production de sucs gastriques, permet aux estomacs malades (gastrites et autres ulcères gastroduodénaux) de se régénérer. La muqueuse malade, irritée et douloureuse, profite de sa mise au repos pour se refaire une santé. Tous les troubles digestifs sont d'ailleurs des indications du jeûne.

CICATRISATION ET CONSOLIDATION DE FRACTURES

La cicatrisation et la consolidation en cas de fractures osseuses sont accélérées pendant le jeûne. L'organisme continue à fabriquer de l'os, même si vous ne lui apportez pas, de l'extérieur, les matériaux nécessaires. Il sait puiser dans ses réserves les moins utiles pour les rendre immédiatement efficaces ! Et surtout, la raréfaction osseuse (la perte minérale) est directement liée à la qualité de notre alimentation. Tous les aliments raffinés que nous consommons à longueur de journée créent une acidité au niveau de l'intestin. Pour « neutraliser » cette acidité, le corps pompe dans ses réserves minérales. Lors du jeûne, n'ayant plus à lutter pour maintenir un pH acceptable, l'organisme laisse les os tranquilles !

DES CHEVEUX PLUS VIGOUREUX, DES POILS PLUS DOUX

Le jeûne modifie notre système pileux et nos phanères. Si vous avez tendance à perdre vos cheveux, il est fort probable que leur chute cesse durant votre diète, si vos ongles se dédoublent ou se cassent, ils retrouveront une nouvelle vigueur. En revanche, les poils poussent moins vite pendant le jeûne.

UN ESPRIT PLUS CLAIR, UNE MEILLEURE FORME INTELLECTUELLE

Tous les jeûneurs vous le diront : le jeûne vous aide à y voir plus clair. C'est un peu comme si le « grand nettoyage » cellulaire avait lieu aussi dans votre cerveau ! Encore une fois, il faut le vivre pour le croire, mais les avis de ceux qui se sont essayés à l'abstinence alimentaire sont unanimes sur le sujet. Vous avez sans doute remarqué qu'après un repas un peu lourd, il est difficile de se concentrer et on aurait plutôt tendance à somnoler. Votre énergie nerveuse et de grandes quantités de sang sont envoyées aux organes digestifs pour « assimiler » et « traiter » tous les aliments que vous avez ingérés ; si toutes ces énergies n'étaient pas « dépensées » à la digestion, elles pourraient être dirigées vers le cerveau ! Si vous devez réfléchir intensément, faire preuve de logique, de concentration ou faire fonctionner votre mémoire, choisissez plutôt un moment où vous avez l'estomac vide (avant de manger !) plutôt que celui de la digestion.

Si vous avez l'occasion de discuter avec des personnes qui ont déjà jeûné, elles vous diront que c'est souvent juste après un jeûne qu'elles ont réussi à prendre de grandes décisions, comme si elles arrivaient mieux à « faire le tri » dans leur tête, à voir les priorités.

Pendant le jeûne, après quelques jours sans nourriture, lorsque votre cerveau et vos muscles n'ont plus de glucose immédiatement disponible à « brûler », ils vont devoir chercher l'énergie ailleurs. C'est le foie qui la leur fournit sous forme de corps cétoniques (« fabriqués » à partir des réserves de graisse). Ce combustible inhabituel pour le cerveau pourrait être à l'origine de cette « clairvoyance » des jeûneurs.

RETROUVER SON CALME ET SON SOMMEIL

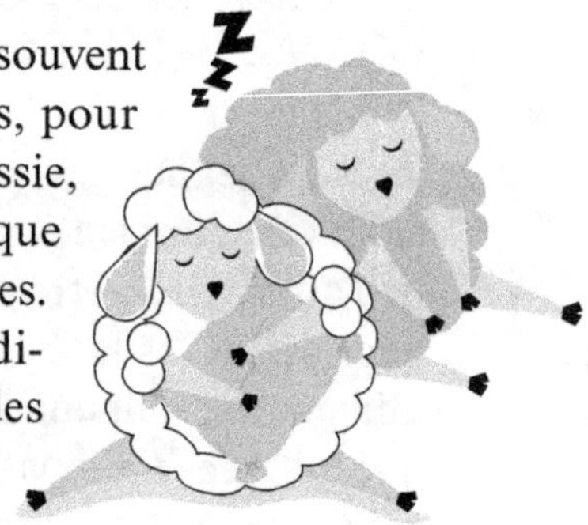

Le jeûne apaise les agités ! Cette méthode a souvent été employée, durant les siècles précédents, pour soigner les « aliénés » avec succès. En Russie, cette thérapie est même employée en clinique pour soigner certaines maladies psychiatriques. Bien entendu, tout cela sous contrôle médical. Le jeûne permet rapidement aux malades nerveux de retrouver leur calme. Pendant le jeûne, le temps de sommeil est souvent raccourci, mais si vous avez habituellement des troubles du sommeil, l'abstinence peut se révéler très bénéfique : votre sommeil, bien que plus court, est aussi plus réparateur. Vous dormez généralement moins, mais mieux. Et si vous êtes bon dormeur, vous allez peut-être trouver que les nuits sont agitées ou plus morcelées pendant le jeûne, mais tout rentre très vite dans l'ordre par la suite. Si vous avez une activité physique de plein air (en randonnée par exemple) pendant le jeûne, le sommeil viendra plus facilement.

DES SENS AIGUISÉS

Lorsque vous jeûnez, vous voyez mieux, vous entendez mieux, vous ressentez mieux, toutes vos perceptions sensorielles sont affinées. Vous retrouvez des odeurs et des sensations parfois oubliées. L'abstinence alimentaire donne l'occasion à votre organisme de se débarrasser des excès et des déchets qui l'encombrent et facilite la récupération nerveuse. Vos sens émoussés par les excès en tout genre sont rétablis et retrouvent une nouvelle jeunesse. Vous en mesurerez clairement les bénéfices dès que vous recommencerez à vous alimenter : vous savourerez différemment les aliments.

LA CHASSE AUX INFECTIONS

Qu'il s'agisse de sinusite rebelle, de rhume ou de n'importe quelle infection, le jeûne les fait disparaître très rapidement. Il suffit bien souvent de jeûner une journée pour se débarrasser d'un rhume qui vous aurait condamné à vous moucher pendant une semaine.

TABAC, SUCRERIES, CAFÉINE : LE MOMENT DE ROMPRE !

Combien d'hommes et de femmes rêvent d'arrêter de fumer ou de calmer leur goinfrerie, ou leur frénésie de café, parfois de chocolat ? Toutes ces « drogues douces » font bien des malheureux. Pour le tabac, en plus, on craint de prendre du poids si on arrête de fumer… La réalité, c'est qu'il est très dur de s'abstenir ! Mais si vous jeûnez, si vous le faites convenablement, dans une situation où vous n'êtes entouré ni de tentations ni de personnes pénibles (qui essaient, même inconsciemment, de vous dissuader de vos projets), vous parviendrez à vous passer de la ou des drogues qui mobilisent votre cerveau d'habitude. Ça vaut vraiment la peine d'essayer. Cela ne résout pas tout, mais c'est sans aucun doute un bon départ vers le sevrage. Lors des différents stages de jeûne que j'ai suivis, mais aussi grâce à de nombreux témoignages écrits, j'ai pu constater que le jeûne est une excellente technique de sevrage. Après avoir cessé une semaine de fumer, on peut dire que « le plus dur est fait », même si la partie n'est pas gagnée. Certains reprennent, mais d'autres arrêtent définitivement. Pour les premiers, un ou deux stages plus tard, le sevrage définitif est au rendez-vous. Il faut dire que le tabac est absolument contre-indiqué pendant le jeûne ! Tout comme les médicaments et autres toxines que le corps perçoit de façon bien plus forte quand il est ainsi en état d'abstinence. Cela ne veut pas dire que vous n'aurez plus jamais envie de fumer, mais il faut considérer que c'est un bon starter pour démarrer l'aventure souvent difficile du sevrage.

UN OPTIMISME QUI DURE

Ça commence pendant le jeûne et ça se prolonge pendant quelques semaines : non seulement vous vous sentez capable de réaliser des choses qui vous paraissaient auparavant insurmontables, mais vous gagnez en optimisme. Parfois, vous vous sentez heureux sans raison (en général, c'est plutôt l'inverse à notre époque...), vous appréciez des petites choses que vous ne remarquiez même pas... L'une des explications de ce bien-être nouveau serait la sécrétion augmentée de sérotonine, notre hormone de bonne humeur, et la diminution des hormones du stress. Et puis, peut-être que notre cerveau, « décrassé », nourri momentanément avec d'autres carburants qu'à l'habitude, est plus à même de capter la beauté de ce qui l'entoure !

JEÛNE ET CANCER : LES TRAVAUX DE VALTER LONGO

C'est mon ami Gisbert Bölling qui, le premier, m'a parlé du chercheur américain Valter Longo (de l'USC : University of Southern California de Los Angeles) et de ses travaux sur le jeûne.

Valter Longo a étudié les effets du jeûne sur les cellules, commençant par mettre à la diète des cellules de levure, puis continuant ses recherches en privant des souris de nourriture, et ses recherches concernent maintenant les humains…

Au départ, il a simplement montré que des cellules de levure privées de nourriture pendant deux jours devenaient plus résistantes à des stress extérieurs (forte chaleur). Puis, il a poursuivi ses recherches sur des souris atteintes de tumeurs cancéreuses. L'idée sans doute géniale de ce jeune chercheur a été d'orienter ses études sur l'association du jeûne et de la chimiothérapie. Il peut ainsi mettre en valeur des traitements « brevetés » en les rendant plus efficaces et moins toxiques (et ainsi, il ne se met pas à dos les laboratoires pharmaceutiques, bien au contraire, et ses travaux peuvent se dérouler sans embûches, et même être financés par de grosses entreprises).

PLUS D'EFFICACITÉ, MOINS D'EFFETS SECONDAIRES

Les animaux de laboratoire soumis à deux jours de jeûne supportaient trois à cinq fois la dose de chimiothérapie considérée normalement comme mortelle pour eux. Le chercheur expliquait ainsi ses résultats : « Après deux jours de jeûne, les cellules saines sont dans un mode “haute protection” que les cellules cancéreuses ne peuvent enclencher. » Lors de cette étude, les souris qui jeûnaient avaient perdu 20 % de leur poids durant les deux jours de diète et les avaient repris deux jours après le traitement. Les souris qui n'étaient pas soumises au jeûne perdaient quant à elles 20 % de leur poids après la chimio et finissaient par mourir.

ET SUR LES HUMAINS

Devant les résultats surprenants obtenus par Valter Longo sur des souris, de nombreux cancérologues se sont intéressés au sujet et, aujourd'hui, des études cliniques sont en cours. La diffusion, en mars 2012, du documentaire de Sylvie Gilman et Thierry de Lestrade sur Arte, *Le jeûne, une nouvelle thérapie*, a permis à un public assez large de comprendre pourquoi et comment le jeûne pouvait avoir un tel intérêt en cas de cancer. En effet, après avoir parcouru le monde et ainsi montré que le jeûne, dans certains pays, était considéré comme une médecine à part entière employée pour soigner des maladies aussi graves que des psychoses, les auteurs de l'enquête ont laissé une belle place aux travaux du chercheur américain. Devant les résultats obtenus avec des souris, Valter Longo a essayé de comprendre pourquoi, chez les animaux atteints de cancer, la chimiothérapie était à la fois bien moins toxique et bien plus efficace après deux jours de jeûne. Il a donc prélevé des cellules de certains organes pour essayer de comprendre le mécanisme responsable. C'est ainsi qu'il a découvert que les cellules saines, lorsqu'elles sont privées de nourriture pendant quelque temps, manifestent une expression génique de « défense » contre les agressions extérieures, un peu comme si elles se dotaient d'un bouclier naturel. En étudiant les cellules cancéreuses, des cellules dont l'ADN a « muté », Valter Longo s'est aperçu qu'elles étaient privées de ce système de défense et, au contraire, elles se révèlent plus sensibles à la chimiothérapie. On comprend ainsi pourquoi, en jeûnant deux jours avant de commencer le traitement, on rend plus fortes les cellules saines face aux poisons que contient la chimiothérapie (et qui expliquent ses nombreux effets secondaires) et, au contraire, les cellules cancéreuses plus réceptives au traitement.

L'AVIS DU DR LALLEMENT

Le Dr Lallement, chirurgien et auteur de l'ouvrage *Les Clés de l'alimentation santé, intolérances alimentaires et inflammation chronique**, a tenté de comprendre pourquoi ses patients atteints de cancers étaient de plus en plus nombreux et touchés de plus en plus jeunes… C'est ainsi qu'il s'est appliqué à établir pour chacun d'entre eux un bilan nutritionnel, découvrant en faisant ce travail l'importance de l'alimentation dans le développement des maladies chroniques. Découvrant les vertus du jeûne grâce à l'émission diffusée sur Arte, il a réagi en donnant son point de vue dans le magazine *Rebelle-Santé***, passant en revue les arguments présentés dans le reportage.

« Ce reportage nous apprend que les pionniers de ces études sur le jeûne thérapeutique ont été les Russes, et en premier lieu pour des pathologies psychiatriques ! Puis d'autres équipes, également russes pour la plupart, ont montré les bénéfices étonnants de cette méthode face aux maladies métaboliques (diabète, hypertension artérielle…), aux rhumatismes inflammatoires, aux allergies et à l'asthme, etc.

Beaucoup plus récemment, un chercheur américain d'origine italienne a montré l'impact très positif d'une courte période de jeûne avant chaque séance de chimiothérapie.

---

* Éditions Mosaïque-Santé, 2012.

** Rebelle-Santé, N° 145, mai 2012.

En tant que spécialiste en cancérologie, je me consacre depuis plusieurs années au rôle déterminant de l'alimentation sur les maladies chroniques et dégénératives. Il m'a donc semblé utile de prendre position sur les bases fondamentales et métaboliques de cette technique de jeûne, avant de pouvoir faire part également de mon expérience clinique sur les patients qui la pratiqueront.

J'affirme sans plus attendre que les arguments présentés dans le reportage, et que je vais passer en revue, me semblent suffisants pour que l'on puisse apporter une caution scientifique à cette méthode.

L'origine nutritionnelle des maladies…

L'efficacité du jeûne sur les différentes pathologies présentées dans le reportage est avant tout la preuve de l'origine nutritionnelle prépondérante de toutes les maladies évoquées. Cela est assez évident et logique pour les maladies métaboliques, qui dépendent directement de notre alimentation, mais nous connaissons désormais le processus fondamental qui favorise l'apparition des pathologies neuropsychiatriques, allergiques, auto-immunes et cancéreuses. Il s'agit de l'inflammation chronique, dont les causes nutritionnelles sont maintenant connues : aliments pro-inflammatoires d'origine industrielle, intolérances alimentaires, carences micronutritionnelles, intoxication par les polluants contenus dans la nourriture : métaux lourds, pesticides…

Dès lors, il est logique d'imaginer qu'une période de jeûne, en interrompant l'intoxication d'origine alimentaire, puisse avoir des effets bénéfiques rapides sur ces pathologies.

Cette efficacité présente, à mon sens, l'immense avantage de sensibiliser les patients à l'importance de leur alimentation sur leurs maladies, ce qui n'est pas toujours évident : jusqu'à présent, je proposais des régimes de quelques semaines, mais le jeûne permet de se faire une idée en quelques jours seulement. Cependant, si la privation de nourriture permet une amélioration rapide des symptômes, le reportage précise pour chaque pathologie que c'est ensuite une alimentation équilibrée qui permet de maintenir dans la durée les bénéfices obtenus.

Comment expliquer que le jeûne est un allié de la chimiothérapie ?

Le cas des cancers est bien différent, car l'efficacité du jeûne repose, dans ce cas, sur la différence de métabolisme entre les cellules saines, capables de s'adapter à la privation de glucose, et les cellules cancéreuses, qui en sont dépendantes.

Otto Warburg, un prix Nobel de médecine, a montré en 1924 que les cellules cancéreuses ont un métabolisme au moins partiellement anaérobie, très fortement consommateur de glucose. Cette dépendance des cellules cancéreuses au glucose est confirmée de nos jours par l'examen appelé TEP-scan (tomographie par émission de positons), qui objective la concentration de glucose radioactif au niveau de ces cellules. On comprend dès lors l'agression que représente la privation en glucose pour le métabolisme tumoral. Cependant, s'il est séduisant d'« affamer » le cancer, cette stratégie ne peut durer très longtemps, l'organisme souffre également.

Le génie du chercheur Valter Longo est d'avoir proposé le jeûne en association avec les chimiothérapies anticancéreuses. En effet, dans le protocole à l'étude actuellement aux États-Unis, la courte durée du jeûne (2 à 3 jours) ne suffit pas à affaiblir l'organisme, mais suffit, en revanche, à faire passer le métabolisme des cellules saines en mode de « diète cétogène » : les tissus n'utilisent plus le glucose pour fonctionner, mais les corps cétoniques issus de l'utilisation des réserves graisseuses (lipolyse, comme cela est expliqué dans le reportage). Or, selon Valter Longo, les cellules cancéreuses n'apprécient pas ce nouveau carburant !

À ce stade, l'arrivée des drogues anticancéreuses semble alors beaucoup plus préjudiciable pour les cellules cancéreuses que pour les cellules saines, selon les premiers résultats obtenus sur dix patients. Bien entendu, les résultats définitifs de l'étude en cours sont nécessaires pour s'assurer non seulement de la diminution des effets secondaires des chimiothérapies, mais surtout pour confirmer l'absence de baisse d'efficacité des drogues administrées.

Des résultats à confirmer et un protocole à tester

En attendant de nouvelles études à plus grande échelle, rien n'interdit à un patient de prendre l'avis de son cancérologue, reportage à l'appui, sur cette courte diète avant chaque chimiothérapie. Selon moi, il est logique d'effectuer une diète stricte de 3 jours avant l'injection de la chimiothérapie, mais en apportant, par contre, durant cette période, des doses assez fortes de certaines vitamines et oligo-éléments : les patients sont déjà très souvent carencés en vitamines B et D, en zinc, magnésium et sélénium, et le jeûne ne doit pas aggraver encore ces carences (éviter en revanche le fer et le cuivre). En outre, durant la semaine qui suit la chimiothérapie, il est logique de proposer une alimentation appauvrie en polyamines, grâce aux produits de la gamme Castase, développés spécifiquement.

Je suis, pour ma part, convaincu du bien-fondé de la logique du jeûne sur les différentes pathologies évoquées ci-dessus, mais la conviction ne saurait bien sûr remplacer les preuves ! Espérons que celles-ci ne tarderont pas à venir. »

VRAIES CONTRE-INDICATIONS ET IDÉES FAUSSES

« L'ours mange de bon cœur des noix, du miel, des fruits, de la viande, etc., tant que ceux-ci sont en abondance, et il emmagasine de grandes réserves de graisse sur lesquelles il vivra pendant l'hiver. La grenouille, elle aussi, accumule beaucoup de graisse en prévision de l'hiver. Il y a des centaines de milliers d'hommes et de femmes qui ont de plus grandes réserves de graisse que l'ours ou la grenouille, et qui pensent qu'ils vont s'affaiblir s'ils manquent ne serait-ce qu'un repas. Ils ont assez de graisse et de réserves pour vivre sans manger pendant des semaines et même des mois. Ils pourraient jeûner pendant de longues durées, non seulement sans conséquences fâcheuses, mais avec grand profit. »

Dr Herbert M. Shelton

À côté de quelques précautions et contre-indications assez évidentes, il existe surtout des « interdits culturels » qui freinent la pratique généralisée et facile du jeûne. Commençons par les cas où le jeûne ne doit pas être entrepris sans un avis (et éventuellement un suivi) médical.

Le jeûne est une méthode de purification dont les énormes avantages pour la santé sont indéniables. Rares sont les cas où il présente des risques. Cependant, si vous désirez, vous-même, observer une totale abstinence alimentaire durant plusieurs jours dans un but autre que votre confort, votre bien-être ou votre légèreté (par exemple pour soigner une maladie), consultez un médecin spécialisé.

LES VRAIES CONTRE-INDICATIONS

Vous avez peur

La peur est la contre-indication majeure à la pratique du jeûne. Si vous êtes persuadé que vous allez faire une syncope dès les premières heures et que vous ne survivrez pas en sautant un repas, vous n'êtes vraiment pas apte à supporter un jeûne et il risque de vous faire davantage de mal que de bien.

Vous suivez un traitement médical

Le jeûne que vous pouvez suivre chez vous pendant quelques jours ne doit pas être entrepris dans le but de guérir une maladie chronique grave. Pour cela, sachez vous entourer ! Si vous suivez un traitement médical, un régime alimentaire prescrit par un médecin, ne jouez pas à l'apprenti sorcier : confiez votre cas à un spécialiste. Si vous souhaitez entreprendre un long jeûne thérapeutique, c'est guidé par un thérapeute que vous en tirerez le maximum de bienfaits sans mettre votre santé plus en danger qu'elle ne l'est déjà. Certes, il n'existe pas, en France, de clinique de jeûne. Mais il suffit de passer une frontière (voir adresses en fin d'ouvrage). En Allemagne, le jeûne est une thérapie à part entière (et même parfois partiellement remboursée). En Russie, le « marché » risque de s'ouvrir, même si pour le moment, jeûner en clinique là-bas ne semble possible que si vous maîtrisez la langue.

Vous allaitez

Lors du jeûne, l'organisme distribue ses nutriments de réserve aux organes qu'il considère prioritaires pour la survie, mais pour la survie du jeûneur, pas celle de ses enfants ! Attention : les sécrétions lactées cessent très rapidement ! Si vous allaitez votre bébé, ce n'est vraiment pas le moment de jeûner !

Et les femmes enceintes ?

Lorsque le début de grossesse s'accompagne de nausées, de vomissements et/ou de perte d'appétit, l'organisme réclame un peu de repos. Des jeûnes courts n'ont jamais fait de mal ni à la femme enceinte ni à son bébé. La légende selon laquelle « il faut manger pour deux » est totalement absurde et on déplore très souvent une suralimentation qui nuit aux deux personnes concernées : la mère et son bébé ! Mais attention : ce n'est pas le moment de décider de jeûner une ou deux semaines parce que vous en avez une envie subite. Vous avez toute la vie pour vous y mettre, choisissez une période plus adéquate.

Vous êtes maigre

Si votre organisme n'a pas de réserves de graisse à utiliser au moment où vous ne lui apporterez plus de « matières premières », il a sans doute de vieilles cellules et des toxines à sacrifier… Mais il ne serait pourtant pas raisonnable de jeûner sans surveillance médicale ! Cependant, si vous avez l'occasion de faire un jeûne sous surveillance médicale, sachez que plus d'un maigre a enfin réussi à grossir après une telle cure !

En cas d'anorexie

Il va de soi que la cure de jeûne ne s'adresse pas aux anorexiques. Une personne sujette à ce trouble pourrait prendre le prétexte du jeûne et de ses bienfaits pour ne pas manger sans qu'on lui en fasse la remarque. Mais elle pourrait également trouver n'importe quel autre prétexte.

IDÉES PRÉCONÇUES ET CRAINTES NON JUSTIFIÉES

« Il faut manger si tu veux avoir des forces ! » Cet argument nous est rabâché dès le plus jeune âge et souvent par les personnes que l'on aime le plus. Un parent s'inquiète dès que son enfant n'a pas faim… Et c'est vrai que cette absence d'appétit peut signifier que l'organisme ne va pas très bien : il garde donc naturellement son énergie pour aller mieux, au lieu de la dépenser dans les processus de digestion et d'assimilation. Ce manque d'appétit signifie aussi peut-être que le corps n'a pas besoin, à ce moment-là, d'apports extérieurs mais plutôt d'une petite « pause » digestive. Et votre enfant, pas plus que vous, ne va tomber dans les pommes parce qu'il aura sauté un repas.

Quand j'étais enfant, je mangeais très peu… J'allais à la cantine où le repas était surveillé par une enseignante amie de ma mère (qui était elle aussi enseignante, mais dans l'école d'à côté). Chaque jour, elle me forçait à manger, refusant qu'un plat me suffise. Elle répétait à ma mère que j'avais « un appétit d'oiseau » et semblait s'en inquiéter. J'étais certes mince, mais jamais malade bien qu'en tee-shirt été comme hiver. Je mangeais très peu et ça m'allait très bien !

Aujourd'hui, c'est en tant que mère que je suis confrontée aux fausses idées sur l'apport alimentaire nécessaire. Combien de fois je me suis demandé si je ne faisais pas erreur en ne forçant pas mes garçons à prendre un petit-déjeuner le matin avant le départ à l'école ? On a vite fait d'essayer de vous faire culpabiliser. Les mères de leurs camarades, elles, préfèrent que leurs enfants se lèvent une heure plus tôt pour « faire le plein d'énergie », « sinon ils ne tiendraient pas jusqu'à midi, ils auraient le fameux coup de pompe de milieu de matinée »… Et si tout cela n'était que le fruit de leur imagination ou le résultat de bien des manipulations ? Mes garçons n'ont pas plus de « coups de pompe » que les autres dans la matinée. L'un est plutôt « sanguin » et toujours le teint rose, l'autre est plutôt pâlot comme l'était sa maman à son âge et tout autant en excellente santé ! Faites donc comme vous le sentez, en essayant de ne pas reproduire systématiquement ce que vous avez vécu dans votre enfance. Laissez l'organisme de vos enfants prendre l'habitude d'exprimer ses besoins sans lui imposer de gavage dès le début de la journée.

Bien entendu, il ne s'agit pas de laisser faire la nature à tout prix… Ni de ne jamais s'inquiéter des modifications de comportement de nos enfants, mais simplement de retrouver du bon sens, celui qui nous fait parfois défaut à force de « bourrage de crâne » et de gavage publicitaire. Celles et ceux qui ont vécu des restrictions alimentaires (je pense aux générations qui ont traversé une ou deux guerres) ont voulu nous « gaver » généreusement. Aujourd'hui, ce sont les marchands de sucres et autres apports caloriques « super-enrichis en tout » qui font le forcing. Et il est bien plus facile de céder que de résister.

Mais soyez réaliste : le surpoids gagne de plus en plus nos enfants. Et la graisse n'a jamais rimé avec force, mais plutôt avec faiblesse ! Il n'est pas question de « frustrer » vos petits. Leur donner suffisamment à manger et de la nourriture de bonne qualité, tout en contentant leur palais et en l'initiant aux différentes saveurs, demande certes un peu plus d'investissement que de les laisser collés devant la télé à regarder les publicités en grignotant bonbons, chips et boissons sucrées à volonté. Mais avoir des enfants heureux et en bonne santé mérite sans aucun doute que nous en fassions tous l'effort.

« Je ne peux pas rester un jour sans manger ! »

Voilà la principale raison qu'on oppose généralement à la pratique du jeûne. Plusieurs personnes m'ont expliqué qu'elles ne se sentaient absolument pas capables de « tenir » un jour sans nourriture. Elles disent qu'elles vont se trouver « mal », tomber dans les pommes, qu'elles ne supportent déjà pas de sauter un repas... à les entendre, elles risqueraient de mourir. Mais si ces personnes restent persuadées que le jeûne « ce n'est pas pour elles », mieux vaut leur laisser le temps de changer d'avis sans insister. La peur ou le manque de confiance sont les deux principaux obstacles à la réussite du jeûne.

Perdre du poids, n'est-ce pas dangereux ?

Parce que certaines maladies graves comme le cancer ou les infections aiguës provoquent un amaigrissement, on craint parfois que toute perte de poids ne soit néfaste. En réalité, l'amaigrissement est une réaction à la maladie et non une cause de maladie... Dans le jeûne, les kilos perdus sont des kilos de graisse, d'eau de rétention, de déchets, de toxines, de cellules malades, etc. qui ne protègent d'aucune agression et ne sont aucunement gages de santé. Les personnes déjà maigres ne pensent pas, on s'en doute, à faire un jeûne. Pourtant, elles ne risquent rien, elles non plus. Il suffit dans ce cas de faire des jeûnes courts. Bien entendu, dans les cas d'extrême maigreur, quand les réserves de graisse sont particulièrement faibles, mieux vaut s'adresser à des personnes compétentes et jeûner en étant « encadré ».

Bien que la mode soit à la silhouette filiforme, je reçois parfois des courriers de lectrices et lecteurs qui se plaignent que tous les journaux publient régulièrement des régimes soi-disant miraculeux pour perdre du poids, mais que rien n'est indiqué pour celles et ceux qui, au contraire, aimeraient bien en prendre. Or, si ces personnes ne parviennent pas à conserver un poids de forme suffisant, sans doute leur organisme assimile-t-il mal les nutriments. Un jeûne, en rétablissant un fonctionnement optimal des organes vitaux et des cellules en général, ne pourrait sans doute leur faire que du bien ! Mais attention : il ne faut pas faire n'importe quoi. Soit vous faites ça dans le cadre d'un stage, soit vous commencez par un jeûne d'une journée, voire trois jours. Ce sera déjà un grand pas !

Jeûner, n'est-ce pas risqué ?

Il est sans doute arrivé plusieurs fois que des personnes meurent alors qu'elles étaient en train de jeûner. Ce qui ne veut pas dire qu'elles sont mortes d'avoir jeûné ! Car cette méthode « thérapeutique », pourtant ancestrale, est souvent employée en dernier recours, lorsque toute autre thérapeutique a échoué, et parfois lorsqu'une personne est « au bout du rouleau ». Des « condamnés » par la médecine, auxquels on ne proposait plus aucun espoir de s'en sortir, ont parfois été sauvés par le jeûne. D'ailleurs, le chercheur Valter Longo a montré au cours de ses travaux que le jeûne, sur certains cancers, se révélait parfois plus efficace que la chimio. Mais il ne faut pas demander de miracle.

Un spécialiste du jeûne, le Dr Eales, en était au quinzième jour d'abstinence lorsque des amis lui apportèrent un journal relatant le décès d'un homme, décès attribué au jeûne qu'était en train de pratiquer cet homme. La victime avait succombé à une défaillance cardiaque et les amis du Dr Eales ne voulaient pas que ce dernier subisse le même sort !

« Quand on veut se débarrasser de son chien, on dit qu'il a la rage… » Le Dr Eales, qui se trouvait face à ses amis inquiets, leur répondit simplement ceci : « La mort de cet homme n'était pas causée par le jeûne, en fait le jeûne allongea sa vie, car s'il n'avait pas jeûné, il serait mort, sans aucun doute, une semaine avant, ou même plus tôt. » Cet homme avait voulu utiliser le jeûne en dernier recours, alors qu'il se savait condamné, et la restriction entreprise trop tardivement n'avait pas pu faire de miracles.

Avant d'attribuer au jeûne le pouvoir de faire mourir, il serait intéressant de comparer deux populations, d'âges et de conditions à peu près équivalents bien sûr, et de compter le nombre de décès parmi ceux qui mangent « normalement » et parmi ceux qui jeûnent régulièrement.

Ne pas confondre jeûne et famine !

Nombreux sont les exemples de famines qui ont anéanti des populations entières, qui ont laissé des hommes et des femmes atteints de séquelles irréversibles (la famine irlandaise, en 1848, a rendu plus de 10 000 Irlandais aveugles). Et on s'est souvent servi de ces exemples pour mettre en garde contre le jeûne. Pourtant, il n'y a absolument rien de comparable ! Les maux qui sont attribués à l'absence de nourriture résultent, au contraire, de la nourriture ingérée durant les disettes : c'est le régime totalement déséquilibré qui crée les carences. Lors d'un jeûne total, il n'y a pas de carence : l'organisme puise dans ses réserves de manière parfaitement équilibrée.

Vais-je manquer de vitamines ?

Nous avons tous dans l'idée que les vitamines, dont l'une des caractéristiques principales est de ne pas pouvoir être synthétisées par l'organisme, doivent être apportées régulièrement par l'alimentation. Certaines sont même connues pour leur impossibilité à être stockées et doivent, d'après l'idée commune, être fournies chaque jour en quantités suffisantes par ce que nous ingérons. Je pense en particulier à la vitamine C. Or, on n'a jamais vu de scorbut (maladie typique de la carence en vitamine C) ni de béribéri (manque de vitamine B1) pendant un jeûne. Par ailleurs, des cas de rachitisme (maladie imputée à la carence en vitamine D) ont été résolus par le jeûne ! Non seulement aucune manifestation de carence vitaminique n'est jamais apparue à la suite d'un jeûne, mais une fois purifiés, les tissus deviennent plus réceptifs ; ils assimilent mieux et plus vite les vitamines qui leur sont fournies à l'arrêt du jeûne.

La faim, une sensation naturelle

Certaines personnes vous objecteront sans doute qu'en jeûnant, vous allez contre nature puisque la faim est une sensation bien naturelle. Mais ces mêmes personnes ne vous conseilleraient-elles pas de « prendre des forces » en mangeant une belle viande rouge si vous aviez la grippe ? Quand l'organisme manifeste son rejet de la nourriture avec des nausées, des vomissements, une absence d'appétit, une diarrhée…, on lutte pour lui faire avaler de quoi « reprendre des forces ». Et, dans ce cas, que fait-on des « conseils » donnés par la nature ? Si la faim est une sensation naturelle, l'absence de faim l'est aussi. Malheureusement, ce « défaut » d'appétit fait peur. La vraie faim, nous n'avons pas souvent l'occasion de la connaître, car nous sommes constamment rassasiés. Mais celles et ceux qui pratiquent de longs jeûnes le savent : lorsque l'organisme a épuisé ses réserves de graisse, de déchets, de toxines et de cellules malades, il retrouve ses moyens d'expression ancestraux et la faim, la vraie, celle que l'on ressent dans la bouche et dans la gorge, pas dans l'estomac, revient quand il est temps de se remettre à manger (au bout de 40 jours environ…).

Ne devient-on pas anorexique ?

L'anorexie est une maladie et il ne faut pas tout mélanger. Qu'une personne anorexique (en général, cette maladie touche les adolescents et surtout les filles) prenne le prétexte du jeûne pour ne pas manger, c'est possible. Mais, pour ne pas manger quand on est atteint par ce trouble, tous les prétextes sont bons. En revanche, une personne ne souffrant pas d'anorexie n'a aucun risque de voir disparaître son appétit à la sortie d'un jeûne, des dizaines de milliers d'expériences de la sorte ont pu le prouver. À l'inverse, au moment de la reprise alimentaire, le plaisir de manger est décuplé et on apprend mieux encore à savourer.

VOUS ALLEZ JEÛNER ? CE QUE VOUS ALLEZ VIVRE ET RESSENTIR

« Ceux qui ressentent un manque de force pendant un jeûne doivent être classés dans la même catégorie que ceux qui ont faim. Ce sont des gens nerveux et très impressionnables et leurs maux ne sont que les effets pernicieux de leur trop grande imagination. »

Pr Levanzin

Ça y est, c'est décidé : vous allez jeûner. Vous avez choisi de faire un stage en Bretagne ou dans la Drôme, ou bien vous allez randonner avec des amis, ou bien encore, vous allez tranquillement rester chez vous. Là commence l'aventure avec… vous-même.

Serez-vous capable d'aller jusqu'au bout ? Allez-vous souffrir de la faim ? Comment résister à la tentation ?

Tout se passera bien. Pour commencer, inutile de vous « mettre la pression ». Il n'y a pas vraiment d'enjeu. Vous n'êtes pas obligé de vous vanter autour de vous et de vous faire traiter de fou par votre entourage. Vous pouvez choisir la discrétion et garder pour vous votre décision. Si vous abandonnez, quelles seront les conséquences ? Aucune. D'ailleurs, il est une chose que personne ne peut vous prendre, c'est la liberté ! Vous jeûnez parce que vous l'avez décidé et rien ne peut vous empêcher de faire marche arrière ! Sachant cela, vous n'aurez aucun mal à « tenir ». Donc, vous attaquez le jeûne l'esprit serein.

Le jeûne, nous le verrons aux chapitres suivants, se prépare. Il n'est pas question de s'arrêter du jour au lendemain de manger. Tout simplement parce que c'est plus difficile et moins efficace. Vous allez donc, auparavant, vous accoutumer à ce brutal changement dans votre vie et donner les moyens à votre organisme de réagir pour mieux tenir le coup. Car, c'est vrai, la première fois, on appréhende un peu. Le grand jour, ou plus exactement le matin, arrive et vous allez attaquer les heures qui suivent sans avaler rien d'autre qu'un peu d'eau de temps en temps. Le plus dur est fait : vous avez décidé de jeûner. Et ça, ce n'était pas facile pour vous. La suite l'est bien plus !

ON VOUS PROMET L'ENFER !

Si vous décidez de jeûner alors que vous devez continuer à nourrir votre famille ou à passer à proximité de nourriture tout au long de la journée, vous risquez en effet de passer des jours difficiles. Mais lorsque vous aurez compris que ce n'est pas de faim que vous pouvez souffrir mais « d'envie de manger », vous aurez fait un grand pas. La première fois que vous jeûnez, je vous conseille quand même vivement de vous éloigner de la tentation. Choisissez un moment où les enfants sont en vacances, par exemple.

Pour que vous compreniez mieux, je vais vous raconter ma propre expérience de jeûneuse novice. Très jeune, je fréquentais déjà les salons « bio » où l'on rencontrait des adeptes de macrobiotique, de jeûne et de régimes alimentaires variés. Et déjà, j'étais attirée par le jeûne, d'autant que j'ai plusieurs fois rencontré, dans les salons, des gens qui pensaient devoir leur santé (parfois leur vie, même) à la pratique du jeûne (souvent parce qu'ils avaient été soignés dans des cliniques de jeûne pour des maladies considérées comme fatales et s'en étaient sortis). Mais de là à franchir le pas, surtout quand on n'est pas malade… et un peu gourmande ! Avant de pratiquer moi-même le jeûne, je croyais en effet à cette notion de faim : lorsque, par exemple, le déjeuner était programmé à 12 h 30, le fait de devoir attendre une demi-heure ou une heure me mettait dans un intense état de nervosité. Je devenais d'une humeur détestable, mon ventre se mettait à gargouiller. Le jour où j'ai décidé de jeûner, pourtant, aucun signe n'est venu compromettre ma résolution. Je ne pense pas être plus courageuse ou moins sensible qu'une autre, mais je suis à présent certaine que notre cerveau reste maître de tout ça. S'il a prévu de déjeuner dans les dix minutes qui suivent, il vous le fera ressentir aussi fort que possible. Si vous lui avez « fait la leçon », en décidant que vous ne mangeriez pas, il respecte votre choix : vous n'avez pas faim ! En revanche, si, comme cela m'est arrivé, vous voyez passer des gâteaux tout juste sortis du four le premier matin de votre jeûne, vous ressentirez peut-être comme une injustice. Mais tournez la tête et ce sera vite oublié !

PENSEZ À AUTRE CHOSE !

La première difficulté, c'est d'occuper votre esprit et ne pas focaliser votre attention sur la nourriture. Inutile d'aller dans la cuisine pour préparer des pâtisseries ou de bons petits plats : ce serait vous offrir là une véritable torture, surtout les deux premiers jours.

Préférez une activité douce, non fatigante et non tentatrice ! Choisissez aussi d'être actif : évitez les siestes à rallonge, les bains de soleil et les matinées-télé. Bougez vos doigts et surtout faites faire de la gymnastique à votre cerveau : un bon livre, de la musique, de la peinture ou de la poterie, de la broderie et toutes les activités artistiques qui ne réclament pas trop de vivacité ou de réflexes. Yoga, massages doux, marche ou randonnée, natation ou vélo, voilà des activités idéales à pratiquer pendant que vous jeûnez. Si les efforts violents, demandant des réflexes rapides, doivent être évités, les sports d'endurance, eux, sont très conseillés : ils vous occupent l'esprit, font travailler vos muscles, activent votre circulation, vous aident à vous oxygéner et stimulent l'élimination des surplus de graisse, d'eau, de déchets et de toxines qui encombrent votre organisme. L'idéal, c'est de trouver une activité pour ne pas vous ennuyer et même pour vous amuser ! Certaines personnes, et j'en fais partie, ne changent rien à leurs habitudes de vie : elles jeûnent en travaillant normalement. J'ai continué à écrire, tranquillement assise derrière mon ordinateur : j'avais simplement choisi une période où je suis moins souvent dérangée au téléphone et où je n'avais pas à courir de rendez-vous en rendez-vous. Le stress est l'ennemi du jeûne. La pratique du jeûne en groupe, dans les stages de « jeûne et randonnée », que j'ai aussi testée (voir p. 143), est idéale pour se couper du quotidien et ne pas être tenté et permet, au contraire, d'être porté par l'envie et l'enthousiasme collectifs.

AVEC QUELQU'UN, C'EST PLUS FACILE

La première fois que vous jeûnez, l'idéal serait de convaincre une personne proche de tenter l'aventure avec vous. Deux dans le même bateau, c'est plus facile… Ou bien si vous le pouvez, offrez-vous un stage. On n'est jamais seul du côté des novices et on bénéficie de l'expérience rassurante des « habitués » (qui reconnaissent d'ailleurs volontiers que, même si on a moins d'appréhension quand on a déjà jeûné, chaque jeûne est particulier et apporte des sensations inattendues...). Il y a une émulation, un phénomène d'entraînement dans le fait d'être deux ou plus quand on se lance dans un défi. Car, même si vous ne voulez pas vous « mettre la pression », vous serez forcé d'avouer que vous lancer dans un jeûne – alors que c'est contraire à la fois à vos habitudes, à votre gourmandise, à votre penchant naturel pour le chocolat, les biscuits, les fruits frais et surtout contraire aux bons conseils de votre entourage – peut apparaître comme un véritable défi. Si vous êtes plusieurs, c'est différent ! On se soutient, on s'encourage, on se motive...

NON, VOUS NE CRAQUEREZ PAS

Il est bien plus facile de supprimer toute nourriture que de calculer le nombre de calories auquel vous avez droit ou bien de restreindre les portions. Votre organisme comprendra vite que ce n'est pas le moment de réclamer. La règle est simple : vous ne vous autorisez rien ! Si vous êtes particulièrement gourmand et que votre organisme a l'habitude de recevoir de la nourriture à heures fixes, il est possible que vous ressentiez ce que vous prenez pour une sensation de faim, dès la fin de la matinée : normal, vous avez déjà sauté le petit-déjeuner. Mais les petits tiraillements au niveau de l'estomac passent vite. Dites-vous que c'est sa manière de manifester les débuts de son grand nettoyage ! Au lieu de penser qu'il vous réclame à manger, dites-vous qu'il vous remercie de lui rendre pour quelques jours sa liberté ! Et puis vous pensez à autre chose, vous buvez un grand verre d'eau, vous restez calme. Vous verrez, il deviendra de plus en plus discret !

DES PETITS MAUX

Les deux premiers jours (si vous entreprenez un jeûne de plus de deux jours, évidemment !), vous risquez de voir des troubles dont vous avez l'habitude de souffrir (maux de tête, d'estomac, nervosité…) augmenter légèrement. C'est le signe que le jeûne fait son effet et non l'inverse. Les toxines commencent à être éliminées, vous êtes sur le bon chemin. N'ayez donc aucune inquiétude. Maux de tête et migraines sont de grandes indications du jeûne. Si vous êtes habitué à ces douleurs, sachez que le jeûne les accentue au début, mais vous en débarrasse ensuite pour longtemps. Gisbert Bölling, précurseur du jeûne actif en France (voir p. 143), promet à ses stagiaires autant de mois sans maux de tête que de jours de jeûne. Si vous jeûnez 5 jours, vous gagnez 5 mois sans douleur !

NE PAS AVOIR PEUR

C'est la crainte du malaise qui provoque le malaise. Si vous êtes convaincu que le jeûne ne vous fait que du bien, vous le vivez très bien et ce n'est pas quelques petits coups de pompe dans la journée qui vous dissuaderont de continuer. Dès le premier jour, gardez votre humour et persévérez, vous arriverez au début de l'après-midi sans problème. Et si votre corps réclame quelque chose (un petit grignotage de rien du tout auquel vous l'avez sans doute habitué), offrez-lui un verre d'eau, il en sera rassasié. Soyez ferme. Buvez régulièrement et vous tiendrez le coup sans problème ! La fameuse « crise d'hypoglycémie » tant redoutée est rarissime… Quand vous partez avec un groupe de jeûneurs en randonnée, votre « guide » a toujours un petit pot de miel sur lui ou de quoi parer à tout malaise et il n'a quasiment jamais l'occasion de s'en servir (et, si vous craignez un malaise, un petit « pschitt » de remède d'urgence – voir p. 100 – et tout ira très bien !).

LE PLUS DUR EST ASSEZ FACILE

Ce n'est qu'au cours de la deuxième ou de la troisième journée que vous risquez de craquer un peu. C'est normal, jusque-là, votre organisme puisait dans les réserves de ce que vous aviez mangé lors de vos derniers repas. Et puis le stock est tombé à 0 et il lui faut maintenant aller puiser un peu plus loin… Dans ses réserves de graisse… Mais, là encore, rien d'insurmontable. Pour certaines personnes, aucun signe de « faiblesse » ne se fait sentir. Pour d'autres, le « changement de carburant » se manifeste par un brusque coup de fatigue. Mais ça passe très vite : un bol d'air ou un grand verre d'eau, un massage de l'abdomen, une promenade de quelques minutes ou, au contraire, vous vous allongez par terre sur le ventre… Ou bien, là encore, un petit « pschitt » de remède d'urgence (voir p. 100) et ça repart. Quand vous commencez le jeûne par une purge, le passage du carburant « intestinal » au carburant de réserve se fait plus rapidement et votre petit coup de fatigue, s'il existe, se fera sans doute sentir dès le deuxième jour.

RESPIREZ, ÉCOUTEZ, SENTEZ…

Tous les médecins qui ont employé le jeûne dans un but thérapeutique ont pu remarquer que les sens de leurs patients étaient aiguisés pendant la cure. Odorat et ouïe sont particulièrement concernés (d'où l'intérêt de passer loin des aliments cuisinés ou naturellement odorants que vous aimez !). Les personnes qui souffrent d'agueusie, celles qui ne ressentent plus ni goût ni odeur, auraient tout intérêt à tenter le jeûne : il ranime les facultés sensorielles « paralysées ». Les sens s'affinent toujours au moment du jeûne et certains thérapeutes du siècle dernier (et du précédent) considéraient même cette amélioration comme une preuve que leurs patients se passaient effectivement de toute nourriture. La vue, par exemple, est parfois considérablement améliorée. Lors de jeûnes de longue durée, certaines personnes qui souffrent de déficience visuelle (qu'il s'agisse de myopie, d'astigmatisme, d'hypermétropie ou de presbytie) peuvent enfin se passer de leurs lunettes. L'ouïe, le toucher… tous les sens sont en éveil.

DES ENVIES

Vous ne ressentez pas la faim proprement dite mais le manque des stimulants que vous consommez habituellement. Pour éviter les désagréments d'un estomac capricieux, ne vous lancez pas dans le jeûne sans le préparer un minimum. La durée de cette préparation varie selon la durée prévue du jeûne, mais, de toute façon, la veille de votre jeûne, évitez la viande, les épices, les produits laitiers, le thé, le café et le chocolat… Normalement, cela devrait suffire pour que votre estomac se tienne tranquille. Et si vous êtes fumeur, c'est le moment idéal pour arrêter !

PEUT-ÊTRE UN PEU FROID ET MAL PARTOUT

Pendant le jeûne, la circulation superficielle est quelque peu ralentie, ce qui explique que vous soyez plus frileux qu'à l'habitude. Rien de grave : mettez un pull supplémentaire ! Les premiers temps, vous aurez peut-être aussi des courbatures, mal aux muscles comme si vous aviez fait un exercice physique inhabituel, mais ces petits troubles disparaîtront rapidement.

VOUS DORMEZ MOINS

La quantité de sommeil nécessaire à l'organisme est inversement proportionnelle à la quantité de nourriture ingérée. En période de jeûne, il arrive que l'on dorme moitié moins qu'à l'habitude sans pour autant être fatigué. En revanche, si vous êtes insomniaque, il y a de grandes chances que vous retrouviez, après avoir jeûné, un meilleur sommeil.

VOTRE TÊTE : DES MAUX PARFOIS, DU MIEUX TOUJOURS

Vous allez peut-être passer par des moments où vous aurez la tête lourde, des douleurs, l'esprit embrumé, l'impression d'être sur un nuage... Dès que votre corps aura éliminé suffisamment de toxines, vous retrouverez non seulement une légèreté depuis longtemps oubliée, mais vous aurez l'esprit et les sens plus aiguisés. Vous serez également surpris par votre imagination et vos envies créatives. Le jeûne semble « ouvrir » l'esprit. Les problèmes semblent tous très faciles à résoudre et la mémoire dotée d'une efficacité multipliée. Les velléitaires, ceux qui ont la réputation de tout vouloir sans jamais s'en donner les moyens, devraient tester le jeûne : on se sent plus sûr de soi et, devant la nouveauté, on saute plus facilement le pas.

LA BOUCHE PÂTEUSE

Lorsque vous allez cesser de manger, votre organisme va entreprendre l'élimination de tout ce qui l'encombre. Vous souffrirez peut-être de nausées ou de douleurs d'estomac (mais ce n'est pas certain) pendant quelques heures et, surtout, vous pourrez avoir une impression de « bouche pâteuse » et l'haleine fétide. Mais c'est passager et vous retrouverez, après le jeûne, une langue plus rose qu'avant !

L'ÉLIMINATION PAR LA TRANSPIRATION

Pendant le jeûne, l'élimination générale passe aussi par la peau. Une transpiration plus abondante qu'à l'habitude et même légèrement « malodorante » au début est tout à fait normale. Vos urines, également, vous paraîtront peut-être sombres et d'odeur désagréable, des mauvaises odeurs et inconvénients qui disparaissent rapidement. Et surtout, les personnes qui « souffrent » de transpirer abondamment (et odoramment !) verront sans doute leur souci s'atténuer au fil des jeûnes (surtout si elles se décident à ne plus consommer de lait de vache ni ses dérivés).

LAISSEZ VOS INTESTINS TRANQUILLES

Un transit intestinal ralenti devient souvent obsédant… Les femmes surtout, semblent, de nos jours et dans leur majorité, confrontées à des problèmes de constipation. Or, durant le jeûne, il est fort probable que les intestins, à qui l'on donne enfin l'occasion de se reposer, prennent le temps de se purifier sans pour autant que vous n'alliez à la selle. C'est très variable d'une personne à l'autre et ne doit en aucun cas devenir obsédant… Car une chose est sûre : si votre transit était paresseux, il ne sortira que plus tonique du jeûne, surtout si vous reprenez une alimentation « normale » plus riche en fibres. Vous pouvez aussi essayer l'hydrothérapie du côlon pour améliorer votre transit intestinal à long terme (voir p. 22).

CÔTÉ DÉSIR...

Dans la majorité des cas (mais il y a toujours des exceptions), la libido diminue lors du jeûne, ainsi que la fertilité. Mais c'est pour mieux reprendre ensuite ! Et les spécialistes du jeûne, médecins et naturothérapeutes, ont souvent employé le jeûne avec succès dans des cas d'impuissance masculine, de libido défaillante chez la femme ou encore pour venir à bout de stérilités inexpliquées.

UN CYCLE AU REPOS

Chez les femmes, le jeûne agit sur le cycle menstruel et il est probable que vos règles apparaissent dès le deuxième jour de jeûne même si ce n'est, a priori, pas le moment prévu... Puis vous risquez de ne plus les voir revenir pendant plusieurs semaines après la date prévue. Bien sûr, nous sommes toutes différentes et les effets ne sont pas identiques d'une femme à l'autre.

DAVANTAGE DE FORCE ET DE RÉSISTANCE

Aussi surprenant que cela puisse paraître, le jeûne, s'il provoque parfois des « coups de fatigue » passagers, fait aussi augmenter la force et la résistance. L'organisme, qui ne doit plus concentrer la majeure partie de son énergie à digérer et assimiler ce que l'on ingère à longueur de journée, peut alors mettre cette énergie au service des efforts physiques qui lui sont demandés. Évidemment, ceci est valable pour les jeûnes de courte durée. Dans les cures thérapeutiques, il est plutôt conseillé d'économiser l'énergie en limitant les dépenses physiques. Les nombreuses études sur le jeûne montrent que la force continue à augmenter les 20 premiers jours de jeûne...

S'ARRÊTER EN DOUCEUR

On ne passe pas, du jour au lendemain, du rien au tout. Considérez qu'il faut à peu près autant de jours de préparation et de reprise que de jeûne pour une totale réussite. La première fois que j'ai jeûné, je m'étais fixé cinq jours de jeûne. Au sixième jour, j'ai bu un peu de jus de fruits le midi, puis une pomme et une salade le soir. Ensuite, petit à petit, j'ai remis au menu tous les aliments que je consomme habituellement.

UNE EXPÉRIENCE À RENOUVELER

Une fois le premier jeûne passé, lorsque votre entourage verra que vous êtes non seulement toujours en vie mais, en plus, en parfaite santé, de meilleure humeur, plus efficace et plus en forme qu'avant, vous pourrez recommencer l'expérience avec encore plus de facilité et, qui sait, vous convaincrez peut-être des irréductibles de la suralimentation.

REPRENDRE UNE ALIMENTATION SAINE ET ÉQUILIBRÉE

Si le jeûne est sans aucun doute la meilleure manière de purifier son organisme, cela ne peut suffire à tout résoudre. Nous sommes faits pour jeûner, certes, mais nous sommes avant tout conçus pour manger. Il faudra donc trouver, entre deux jeûnes, un régime alimentaire « intelligent ». Nous sommes tous différents et ce qui convient aux uns ne sera pas forcément la panacée pour d'autres. Cependant, on sait aujourd'hui que certains régimes alimentaires ont fait leurs preuves pour prévenir un grand nombre de maladies et même pour les soigner.

LE RÉGIME DU DR SEIGNALET

Je veux rendre ici hommage au Dr Seignalet, qui travailla durant des années à l'expérimentation de son régime « ancestral », régime dont les grandes lignes sont les suivantes : suppression des produits laitiers et des céréales mutées (blé, orge, avoine...), consommation d'aliments crus ou cuits à température très douce. Ce régime, le Dr Seignalet l'a testé avec succès sur de nombreuses pathologies chroniques souvent considérées comme incurables. Bien entendu, il peut convenir à chacun et n'est pas réservé aux « malades ». Regardons les choses en face : à l'heure où les publicités incitent quotidiennement nos enfants à consommer sucreries et produits laitiers à grand renfort d'arguments de « bonne santé » tout à fait discutables, il serait sans doute opportun de réagir. Mais faut-il se battre à longueur de journée ? Faut-il se priver des aliments qui nous font saliver ? Le jeûne présente le grand avantage de « remettre » les pendules de l'organisme à l'heure. À défaut de changer totalement de comportement alimentaire, adoptons les jeûnes périodiques qui peuvent nous aider à ne pas nous « encrasser » sans fin et laissent notre organisme se reposer un peu...
En conclusion, souvenez-vous que l'organisme a besoin de davantage de fruits et légumes frais et de « pauses » régulières : vous vous sentirez sans doute déjà bien mieux dans votre peau !

À SAVOIR AVANT DE JEÛNER

Ne vous faites pas violence ! Si vous n'êtes pas convaincu de résister à « l'appel de la nourriture » ou si vous avez peur, ce n'est pas le moment de jeûner. Mais vous pouvez commencer doucement à faire des expériences. Ne pensez pas que les médecins adeptes du jeûne l'aient été dès la fin de leurs études à la Faculté. Pour les premiers d'entre eux, la découverte des bienfaits du jeûne a souvent été un pur hasard (des patients sur qui on arrête de s'acharner, qui sont censés mourir de faim et d'épuisement et qui recouvrent progressivement la santé !). Ensuite, c'est souvent à la lecture des témoignages de confrères que des médecins curieux se sont intéressés au jeûne. Par ailleurs, des non-médecins qui ont été « sauvés » par cette pratique alors que la médecine officielle les disait condamnés ont souvent été les plus acharnés dans leur défense du jeûne, qu'ils considéraient à juste titre comme leur « sauveur ». Le Dr Bertholet, qui a fait jeûner des milliers de personnes, était convaincu, au début de sa carrière, « que le malade doit être fortifié à tout prix par une bonne et copieuse nourriture ». C'est après des années de pratique médicale, et à la suite de la lecture des écrits du Dr Dewey, que les convictions du Dr Bertholet ont été ébranlées. Pour autant, il n'a pas, du jour au lendemain, entrepris un jeûne de longue durée... Mais il a fait des expériences sur lui-même. Il a commencé par supprimer son petit-déjeuner, repas qui lui paraissait pourtant jusqu'alors essentiel, pour ne pas dire indispensable ! Et il fut très surpris des effets de cette modification de régime alimentaire : au bout de quelques jours, lui qui avait des soucis digestifs et de l'arthrite se sentait bien mieux. Il essaya ensuite une journée complète, puis deux... Avec des résultats si concluants qu'il devint ensuite un adepte et un ardent défenseur du jeûne et en propagea sa pratique autant qu'il le put.

Je trouve dommage que les médecins n'aient pas tous (loin de là) une telle curiosité. Nombre d'entre eux n'hésiteraient pas à mettre en garde leurs patients contre le jeûne, mais s'ils essayaient, ne serait-ce qu'une fois, sur eux-mêmes, sans doute changeraient-ils d'avis... Il faudrait que les médecins puissent remettre en cause les idées préconçues qu'on leur a parfois inculquées, qu'ils soient à la fois ouverts et curieux de ce qu'ils ne connaissent pas, ne comprennent pas (parce que les explications plausibles ne collent pas avec ce qu'on leur a appris durant de longues années d'études...) ou ne maîtrisent pas complètement.

LES INDICATIONS

Dans la mesure où il ne s'agit pas d'évoquer, ici, les jeûnes thérapeutiques, les indications seront modestes, mais suffisantes sans doute pour vous donner l'envie de tester cette méthode ancestrale. Avec ce type de cures, vous pouvez retrouver bonne mine, vous séparer de quelques marques de vieillissement (rides, taches...), gagner en force physique, en endurance, en résistance contre les infections, être de meilleure humeur, retrouver votre allant, et même perdre quelques rondeurs (surtout si vous profitez du jeûne pour acquérir de bonnes habitudes alimentaires). En quelques mots : être mieux dans votre peau ! Parmi les bienfaits à retirer des jeûnes, même de courte durée, voici les plus remarquables.

- *Augmentation des défenses immunitaires* (l'organisme, assaini, est bien mieux protégé contre les agresseurs extérieurs que sont les virus et bactéries).
- *Lutte contre la fièvre* (quand vous êtes fiévreux, votre organisme n'est plus à même d'assimiler les nutriments que vous pourriez lui fournir : mieux vaut lui laisser toute son énergie pour vaincre la maladie, et se contenter de boire de l'eau).
- *Soulagement des maux* de tête et de la migraine.
- *Amélioration en cas de douleurs* articulaires.
- *Arrêt de la toux* en 24 à 72 heures selon les cas.
- *Amélioration de la digestion*, arrêt de la diarrhée.
- *Extinction du rhume :* en sautant 1 à 3 repas, rarement plus, votre rhume disparaîtra. Aucun médicament ne peut vous en promettre autant !
- *Disparition de douleurs aiguës :* la rage de dents en est l'exemple parfait. Si vous jeûnez, elle se calmera très vite et vous pourrez attendre sans vous rouler par terre votre rendez-vous chez le dentiste.
- *Aide au sevrage tabagique :* la plupart des personnes ont moins de mal à se passer de tabac si elles se passent aussi de nourriture !
- *Et, bien sûr, on se sent mieux,* plus léger, plus serein, plus vif. Mais ça, pour bien le mesurer, il faut vraiment essayer.
- *Dernier point :* vous serez très fier de vous (et ça, franchement, ce n'est pas négligeable non plus !). Si vous avez besoin de vous prouver que vous êtes courageux, c'est le moment !

LA PRÉPARATION AU JEÛNE

Ça y est, vous avez décidé de la date et de la durée de votre jeûne. Maintenant, votre préparation doit être double : il faut vous mettre à la fois en condition psychologique et en condition physique. Si vous êtes convaincu que vous n'en tirerez que du bien, la préparation psychologique sera assez simple. Vous vous fixez un jour de départ et un jour d'arrivée (ou bien simplement un jour de jeûne), en veillant à ce que la période ne tombe pas au milieu de festins familiaux et autres banquets associatifs... Soit vous êtes très sûr de vous et vous annoncez à tout le monde que vous n'allez pas manger pendant un, trois ou cinq jours et que ce n'est pas la peine qu'on vous invite à ce moment-là. Soit vous redoutez ceux qui risquent de vous décourager avant même de commencer et vous ne dites rien à personne (c'est ce que conseillent généralement les organisateurs de stage) pour ne pas avoir à subir les remarques et critiques en tout genre.

À cette mise en condition psychologique s'ajoute la préparation physique. Bien sûr, vous pouvez commencer votre jeûne brutalement, du jour au lendemain, sans rien changer préalablement à vos habitudes, mais, si vous voulez que tout se passe au mieux, choisissez la suppression progressive des aliments ! Selon la durée de votre jeûne, vous devrez supprimer certains aliments par paliers et les réintroduire pareillement après le jeûne. Et on se prépare différemment pour une journée ou une semaine de jeûne, chez soi ou en randonnée... Vous trouverez tous les détails dans le chapitre suivant.

CHOISIR SON JEÛNE

Il y a les adeptes du jeûne au repos, ceux qui ne jurent que par le jeûne actif (celui où on se dépense physiquement), les puristes qui ne considèrent efficace le jeûne que s'il est pratiqué à l'eau déminéralisée, ceux qui préfèrent la formule « modifiée » avec le jeûne Buchinger (avec des tisanes, un peu de jus de fruits et du bouillon)… Comment choisir parmi toutes ces options ? C'est simple, il faut opter pour la pratique qui vous semble la plus facile pour vous. Si vous êtes de ceux qui ne savent pas faire les choses à moitié, vous jeûnerez à l'eau dès la première fois et peut-être commencerez-vous par une semaine complète. Si vous êtes plus « raisonnable » de nature, vous débuterez par un jeûne de type Buchinger sur trois jours puis vous allongerez la durée les fois suivantes. Et puis vous pouvez aussi essayer différentes formules. Vous êtes libre : c'est à vous de choisir ! Le tout est, à chaque fois, de vous tenir à ce que vous avez décidé.

SOYEZ RAISONNABLE

Pour être idéale et parfaitement efficace, la cure de jeûne devrait durer, selon le Dr Dewey (auquel on doit une vie consacrée au jeûne et relatée dans des ouvrages qu'il a lui-même écrits), jusqu'au retour de la faim physiologique… C'est-à-dire quelques dizaines de jours. La faim, la vraie, on ne la connaît plus dans nos pays occidentaux (et on ne va pas s'en plaindre bien que notre suralimentation finisse par nous tuer à petit feu !). Il va de soi que le jeûne de longue durée, sur plusieurs semaines, à notre époque agitée de « manque de temps », s'adresse à un tout petit nombre, d'autant qu'il est suivi d'une longue période de réadaptation alimentaire et demande une surveillance médicale : plus de vie familiale, sociale, on voit mal comment y parvenir, à moins qu'il ne s'agisse de se soustraire à une maladie chronique invalidante et/ou mortelle et, dans ce cas, mieux vaut confier sa santé à un spécialiste et suivre un jeûne en étant médicalement entouré.

Les jeûnes de courte durée, eux, peuvent être pratiqués à domicile sans risque et sans interruption des activités de la vie quotidienne ou bien lors de petites vacances dynamiques. Eh oui : on peut jeûner en travaillant, en gardant une activité physique tout à fait normale.

QUE MANGE-T-ON EXACTEMENT ?

Eh bien on ne mange rien. Dans certains types de jeûnes, comme le jeûne modifié type Buchinger, on boit un peu de jus de fruits, de tisanes, de bouillons… Mais dans le jeûne tout simple, on se contente d'eau. Et chez les puristes (que l'on trouve dans certains pays de l'Est où le jeûne est employé comme une véritable thérapie avec des résultats spectaculaires !), il s'agit même d'eau déminéralisée ! Pour ma part, je me contente de ne boire que des liquides n'apportant aucune calorie. Dans le « régime Buchinger », très employé dans les stages de jeûne et randonnée, les participants prennent généralement du jus de fruits le matin (s'ils le désirent). Cet apport énergétique entraîne forcément une réaction d'assimilation, même si elle est minime, de la part de l'organisme. Je préfère donc l'éviter, mais elle peut rassurer, surtout les premières fois, et ne semble pas changer grand-chose au résultat.

RIEN QUE DE L'EAU ?

Durant votre jeûne, si vous voulez le suivre le plus strictement possible, ne consommez que de l'eau, si possible de l'eau distillée ou osmosée, ou bien très faiblement minéralisée. Si vous êtes « débutant », vous pouvez ne pas vous astreindre à une telle rigueur et profiter des bienfaits des tisanes et de leurs goûts variés pour « tenir le coup » plus facilement encore et ne pas vous lasser de l'eau. En tout cas, évitez tout ce qui est « solide ». La règle du jeu, c'est de ne pas grignoter quoi que ce soit (sinon, ce n'est plus du jeûne !) durant toute la période où vous avez décidé de jeûner (votre défi ne rimerait plus à rien). Dès que vous mâchez, votre système digestif se met en route ! Et c'est cette machine complexe qu'il faut laisser tranquille pour que l'abstinence alimentaire prenne tout son sens.

Mais attention : ni thé, ni café, pas même un thé vert. Quand vous jeûnez, la sensibilité de votre organisme aux excitants est décuplée !

REPOS OBLIGATOIRE ?

Inutile d'avoir fait de brillantes études de mathématicien pour comprendre que, plus on demande d'efforts à son organisme, plus il doit puiser dans ses réserves. C'est pourquoi les jeûnes de longue durée, ceux qui sont pratiqués sous surveillance médicale, nécessitent le repos. Les émotions fortes, le froid, les efforts physiques sont autant de « gaspilleurs » d'énergie au moment de ces jeûnes thérapeutiques. Mais, lorsqu'il s'agit de cesser de manger pour quelques jours, l'organisme dispose de suffisamment de réserves pour que vous puissiez ne rien changer à vos habitudes de vie (si ce n'est vous éloigner autant que possible des tentations alimentaires !). Au contraire, votre force et votre résistance augmenteront. D'ailleurs, nombre de sportifs de haut niveau connaissent cet effet du jeûne et n'hésitent pas à cesser de manger plusieurs jours durant pour augmenter leur résistance et leurs forces avant une compétition. Ces jeûnes entrent dans le cadre de leur préparation sportive.

LA REPRISE DE L'ALIMENTATION

Plus vous aurez jeûné longtemps, plus il faudra reprendre progressivement un régime alimentaire « complet », les ingrédients d'origine animale devant être réintroduits en dernier. Le premier jour, après un jeûne de plusieurs semaines, un jus d'orange, de raisin ou d'ananas, un bouillon de légumes sont tout indiqués, à raison d'un demi-verre toutes les heures ou toutes les deux heures pour commencer. Tout cela se fait sous contrôle médical. Pour les petits jeûnes réalisés chez soi, l'idée est la même : il faut, après le jeûne, reprendre progressivement une alimentation normale. Il faut éviter de se jeter sur une tablette de chocolat ou une côte de bœuf, au risque de récolter un bon mal de ventre. Après plusieurs jours d'abstinence, un régime uniquement composé de fruits le jour de rupture du jeûne, puis une journée de fruits et légumes, ce serait l'idéal pour conserver tous les bénéfices de votre jeûne. Il faut aussi que vous continuiez à boire de l'eau en abondance, surtout avant les repas. Car si on ne risque pas de perdre l'appétit en jeûnant, on peut, à la sortie du jeûne, retomber dans des travers de gourmandise. En buvant suffisamment d'eau avant les repas, vous saurez apaiser votre estomac. Et c'est le moment de prendre une bonne habitude : celle de mâcher longuement les aliments avant de les avaler. Non seulement vous mangerez moins, mais vous digérerez mieux.

COMBIEN DE TEMPS ET COMMENT ? LE JEÛNE, CÔTÉ PRATIQUE

Si vous voulez pratiquer le jeûne pour vous sentir plus léger, pour purifier votre organisme et vous sentir mieux, tout simplement, optez pour la facilité ! Pratiquez des jeûnes périodiques : un jour par semaine, ou trois jours par mois, ou cinq jours par trimestre, ou une à deux semaines par an… En choisissant ces jeûnes réguliers mais « faciles », vous pouvez continuer vos activités tout en jeûnant et, aux « purs et durs » du jeûne, vous pourrez répondre que ce type de « formule » ne date pas d'hier : pratiquer un ou deux jours de jeûne dans la semaine était une pratique répandue du temps de saint Luc (il le rapporte dans son évangile !).

UN JOUR PAR SEMAINE, LE JEÛNE HEBDOMADAIRE

L'intérêt de ce type de jeûne, c'est qu'il est plus facile à accepter psychologiquement qu'une abstinence plus longue (et plus simple à faire accepter à son entourage). Si l'idée de jeûner vous paraissait jusqu'à ces derniers temps insurmontable, il vous sera plus facile de vous imaginer un jour sans manger pour commencer ! Et vous allez voir, on sent déjà un léger mieux (et on est déjà très fier d'avoir réussi !). Mais évidemment, il ne faut pas en attendre une métamorphose dès la première fois !

Ce qui est moins intéressant dans ce type de pratique, c'est justement qu'on ne ressent pas d'effet vraiment flagrant dès le premier jeûne même si on se sent plus léger. Il y a donc des « pour » et des « contre ». Une fois qu'on a jeûné plus longtemps, c'est une très bonne méthode pour maintenir les effets du jeûne.

Comment faire ? Vous décidez d'un jour par semaine, celui qui vous paraît le plus pratique en fonction de vos occupations familiales, sociales et professionnelles. Et, chaque semaine, au moins pendant deux ou trois mois, vous faites un jeûne de 24 heures : d'un soir au lendemain soir.

- *La veille du jour de jeûne,* vous débutez votre journée avec votre petit-déjeuner habituel, en évitant si possible les produits laitiers. Le midi, vous mangez normalement. Vous essayez de boire plus que d'habitude. Le soir, vous prenez une soupe de légumes (en évitant de l'assaisonner avec de la crème fraîche ou du beurre, un filet d'huile d'olive fait très bien l'affaire !).
- *Le jour du jeûne,* vous buvez un grand verre d'eau au lever, puis vous vous préparez une tisane de thym citron, de sauge ou de romarin, celle que vous préférez, pour vous « mettre en train ». Dans la journée, buvez de l'eau ou bien préparez-vous une bouteille de tisane à boire chaude, tiède ou froide au fil des heures. Vous pouvez y mettre un peu d'aspérule odorante (qui donne bon goût et qui déstresse), de la feuille de cassis, de la reine-des-prés, des semences de fenouil, des feuilles de ronce ou de myrtille… Préparez-vous un mélange de toutes les plantes sèches et mettez-en une petite poignée dans un litre d'eau frémissante.

Pour la préparation, utilisez toujours une casserole émaillée (évitez le contact direct des plantes avec du métal). Laissez infuser sous un couvercle pendant un quart d'heure. Puis vous filtrez. L'idéal, c'est de mettre cette tisane dans une bouteille pour la journée. Vous atteindrez ainsi sans mal la soirée. Il sera temps de faire une reprise légère : un bouillon que vous préparerez avec quelques légumes et herbes de saison (oignon, ail, feuilles de raifort, fanes de radis, ortie, poireau). Évitez de saler…

- *Dès le lendemain matin,* vous pourrez retrouver votre régime alimentaire habituel tout en évitant les produits laitiers.

LA CURE MENSUELLE

Si vous ne voyez pas comment « caser » un jour de jeûne dans vos semaines, peut-être pourrez-vous plus facilement trouver trois jours d'affilée chaque mois ou tous les deux mois.

Lorsque vous avez choisi la « formule » trois jours d'affilée, comment procéder ?

- *L'avant-veille du premier jour de jeûne,* vous supprimez les produits laitiers et la viande de votre alimentation. Si vous devez prendre des aliments d'origine animale, choisissez le poisson. Évitez les excitants (café, thé, chocolat, épices) et les produits raffinés (farine blanche, sucre blanc…). Prenez aussi des pruneaux ou des figues préalablement « trempés » une nuit pour activer votre transit intestinal. Commencez à augmenter votre consommation d'eau entre les repas.
- *La veille du jour J,* contentez-vous, si vous le pouvez, de fruits et de légumes légèrement assaisonnés avec des huiles végétales première pression à froid. Ne mangez jamais les fruits crus en même temps que le reste (légumes et fruits cuits) : prenez-les trois heures après ou une heure et demie avant les autres aliments.

Chaque matin, ajoutez à ce régime quelques pruneaux ou figues réhydratés et des graines de lin : mettez deux ou trois pruneaux et une cuillerée à soupe de graines de lin à tremper dans un verre d'eau.

- *Le premier jour de jeûne,* vous suivez les conseils du jeûne hebdomadaire en buvant de l'eau ou de la tisane, et ceci jusqu'à la fin du troisième jour où vous prenez un bouillon. Si vous ne pensez pas pouvoir suivre un régime aussi strict, prenez l'option « jeûne modifié » : de la tisane le matin, 20 cl de jus de fruits (du bio !) dilués dans 2 litres d'eau, à boire dans la journée, et un bouillon chaque soir. Puis, que vous suiviez un jeûne à l'eau ou modifié, vous avez le choix : « purge » ou « pas purge » le premier jour de jeûne. Avec la purge, votre système digestif se vide et vous êtes en période de jeûne plus rapidement. Dans ce cas, vous choisissez entre le chlorure de magnésium ou le sulfate de sodium (dont on trouve des sachets en pharmacie). Vous diluez le sachet dans un litre d'eau tiède et vous buvez. Sachez-le, le goût de ces breuvages est très rebutant. Mais les effets ne se font pas attendre : vos intestins se libèrent dans les heures qui suivent.
- *La veille de la reprise,* préparez votre petit-déjeuner du lendemain : deux ou trois figues, pruneaux ou abricots secs et une cuillerée de graines de lin (on en trouve facilement dans les magasins bio et elles facilitent la reprise du transit intestinal) trempés dans un verre d'eau.
- *Le jour de la reprise, le matin :* mâchez consciencieusement vos graines de lin et fruits réhydratés. Dans la journée, ne prenez que des aliments végétaux (fruits, légumes, céréales, légumineuses) en éloignant toujours la prise de fruits crus de celle des autres aliments.
- *Réintroduisez progressivement les aliments de votre régime habituel,* sur trois jours, en terminant par les excitants, la viande rouge et les produits laitiers. Continuez à boire beaucoup dans la journée pour garder le bénéfice du jeûne le plus longtemps possible.

LA CURE TRIMESTRIELLE OU SEMESTRIELLE

Une autre formule consiste à bloquer 5 jours dans votre agenda deux fois par an, au printemps ou à l'automne (ou à chaque changement de saison si vous pouvez vous le permettre). Vous procédez comme pour le jeûne de 3 jours mais vous essayez de commencer, 5 jours avant, à vous passer d'excitants, à boire davantage d'eau, à diminuer votre consommation d'aliments d'origine animale. Pour la reprise, faites de même en consacrant 5 jours au retour à une alimentation normale. Veillez surtout à continuer la prise de fruits secs trempés et de graines de lin pour que la sortie du jeûne soit l'occasion de retrouver un transit intestinal parfaitement régulier (surtout si vous avez habituellement l'intestin paresseux).

LA CURE ANNUELLE

Généralement, c'est l'occasion de prendre une semaine de vacances, soit une cure de 6 à 7 jours de jeûne. Le plus agréable, le plus facile aussi, serait de choisir pour cela un stage spécialisé, qui vous propose à la fois une cure de jeûne et de la randonnée, ou de jeûne associé à des massages, des activités variées… Surtout les premières fois, pour tenir aussi longtemps, il vaut mieux être « encadré » par des spécialistes. C'est aussi le moment de vous occuper de vous, de prendre du recul… Bien entendu, la grande différence avec les formules précédentes, c'est l'investissement financier que cela implique. Quand vous jeûnez un ou plusieurs jours chez vous, en gardant vos activités habituelles, non seulement ça ne vous coûte rien mais vous faites des économies (en temps et en argent !). Quand vous allez jeûner dans un stage organisé, ce n'est pas gratuit… Cependant, les tarifs sont très raisonnables et les nombreux exposés de spécialistes, les activités ou les guides qui vous conduisent en randonnée doivent être rémunérés. Même eux, experts en jeûne, ne peuvent vivre toute l'année d'amour et d'eau fraîche !

LE JEÛNE THÉRAPEUTIQUE

Si vous jeûnez pour vous débarrasser d'une maladie, faites-le sous surveillance médicale, en clinique. C'est impossible en France à l'heure actuelle, mais plusieurs possibilités existent en Europe (voir au chapitre « Les adresses du jeûne » p. 182).

ACCOMPAGNER LE JEÛNE ET RÉPONDRE À CHAQUE PETIT TROUBLE

Quelques petits désordres peuvent venir vous gâcher le plaisir du jeûne. Sachez les prévenir ou y répondre très vite et ils n'auront pas de prise sur vos bonnes résolutions !

RÉPONDRE À CHAQUE PETIT TROUBLE

Tout le monde n'est pas sujet aux mêmes désagréments lors du jeûne. Souvent, d'ailleurs, si vous êtes en bonne santé, tout se passe très bien et vous n'avez aucun signe désagréable. Les petites douleurs, les sensations désagréables que vous pouvez ressentir sont vraiment très liées à l'élimination des toxines. Il vous faut donc boire beaucoup pour activer cette élimination naturelle. Et si ça ne suffit pas, des solutions existent.

VOUS AVEZ FROID, ALORS QUE TOUT LE MONDE A CHAUD

Il est parfaitement normal d'avoir froid quand on jeûne et ce n'est pas un problème : vous vous couvrez et tout rentre dans l'ordre. N'hésitez pas à vous faire une bouillotte, même en été, l'essentiel, c'est que vous soyez bien ! Si vous partez en stage de jeûne et de randonnée, emportez un châle que vous pouvez mettre ou enlever à volonté, c'est bien pratique pour les soirées à la veillée ! Vous pouvez aussi vous préparer des tisanes bien chaudes, sans les sucrer, évidemment ! Tilleul, camomille ou verveine, des plantes apaisantes pour le soir, thym ou romarin le matin pour un petit coup de fouet (voir au chapitre « Les plantes du jeûne »).

VOUS VOUS SENTEZ FATIGUÉ

C'est rare mais possible les deux ou trois premiers jours. En réalité, c'est la mise en route qui pose des difficultés. Votre organisme est habitué à piocher dans un glucose immédiatement disponible (et dans la caféine ou la théine du petit-déjeuner !) pour commencer la journée. Là, il faut qu'il aille un peu plus loin puiser dans ses réserves. Marchez au grand air, respirez, vous verrez, l'effet « starter » se fait vite sentir. Quand vous avez un coup de pompe dans la journée, ouvrez grandes les fenêtres, faites quelques mouvements et ça devrait vite passer. Si vous êtes en randonnée, que vraiment la fatigue ne passe pas, un petit « pschitt » de remède d'urgence fera l'affaire (appelé aussi Rescue ou remède aux cinq fleurs, il s'agit d'un élixir créé par le Dr Edward Bach et qui vous aide à passer les caps difficiles, qu'ils soient physiques ou psychologiques, voir ci-après).

RESCUE ET LES FLEURS DE BACH

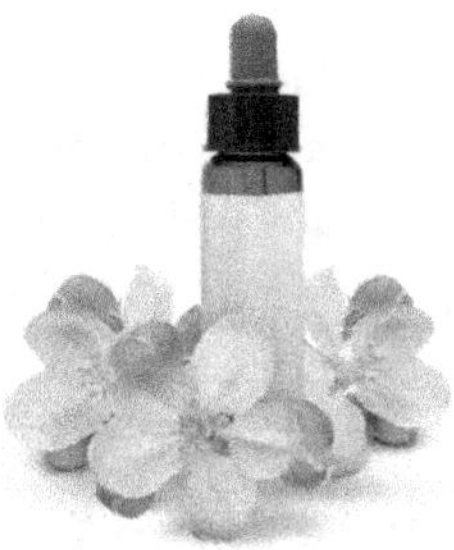

La méthode des élixirs floraux mise au point par le Dr Bach au début du siècle est à mi-chemin entre la phytothérapie et l'homéopathie. Les élixirs floraux sont des infusions de plantes très fortement diluées et stabilisées dans l'alcool. Le Dr Edward Bach a créé cette méthode de soin avec 39 remèdes, pour la plupart issus de fleurs, d'où l'expression « Fleurs de Bach ». Le Dr Bach était persuadé que la plupart des maladies découlaient d'un déséquilibre émotionnel qu'il suffisait de corriger pour retrouver la santé. Aujourd'hui, cette méthode a de plus en plus d'adeptes et semble donner de très bons résultats.

Du sur-mesure

Pour savoir quels élixirs conviennent le mieux dans votre cas, il faut analyser vos sentiments. Selon que vous êtes jaloux, impulsif, timide, que vous n'avez pas confiance en vous ou au contraire que vous êtes sûr de tout, un élixir plutôt qu'un autre vous conviendra. Souvent, vos caractéristiques émotionnelles sont complexes et correspondent à plusieurs élixirs : dans ce cas, il suffit de faire un mélange.

Trouvez vos fleurs

Afin de déterminer quels élixirs vous correspondent le mieux, le plus simple est de se reporter à un guide. Les différents laboratoires qui fabriquent les élixirs mettent généralement une documentation à la disposition de leurs clients.

→

En pratique

Il suffit de prendre deux ou trois gouttes d'élixir trois à quatre fois par jour. Vous pouvez les diluer dans l'eau, un jus de fruits ou les prendre pures. On trouve aujourd'hui les fameux élixirs dans les magasins de produits naturels, par correspondance ou dans certaines pharmacies.

Les cas d'urgence

Le Dr Bach a mis au point un élixir composé de 5 fleurs, appelé selon les marques « Rescue remedy » ou « Remède aux cinq fleurs », « Help », « Complexe d'urgence »... C'est le remède d'urgence par excellence pour toutes les émotions violentes ainsi que pour les chocs, qu'ils soient affectifs ou physiques. Ce remède peut aussi être appliqué en externe et il existe sous forme de crème. Il peut se révéler d'une grande aide si vous « craquez » pendant le jeûne !

VOUS AVEZ MAL À LA TÊTE

C'est vraiment un signe que votre organisme élimine les toxines. Généralement, quand on a mal à la tête au moment du jeûne, c'est qu'on a aussi mal à la tête quand on dort mal, quand on digère mal, à certains moments du cycle chez les femmes… Et on se dit « Ah non, si c'est pour que ma migraine reprenne ! ». Mais rassurez-vous : quand vous jeûnez, le mal de tête s'installe rarement plus de deux jours et, surtout, c'est un mal libérateur. Car si vous êtes un ou une habitué(e) des migraines ou des maux de tête, le jeûne vous en débarrassera pour longtemps. Si vous avez vraiment mal, pendant le jeûne, n'hésitez pas à vous faire une tasse de tisane de camomille et massez vos tempes avec de l'huile essentielle de lavande fine (*Lavandula angustifolia*).

VOUS AVEZ DES COURBATURES, DES CRAMPES, MAL AU DOS

L'élimination des toxines peut, chez certaines personnes, entraver la mobilité. On a mal partout, des courbatures, des crampes dans les mollets, on se sent tout vieux… Là aussi, c'est très passager ! Faites-vous des infusions de sommités fleuries de reine-des-prés, de feuilles de cassis, de ronce ou de myrtille pour activer l'élimination des toxines. La reine-des-prés contient la molécule ancêtre de l'aspirine et pourrait vous faire grand bien. Le soir, mettez un savon de Marseille au fond de votre lit (ou frottez vos draps avec du savon de Marseille) pour ne pas souffrir de crampes (ce « truc » peut paraître étrange mais donne d'excellents résultats !). Massez-vous les jambes (et si possible faites-vous masser le dos) avec une huile de massage à l'arnica, de l'huile égyptienne ou bien une huile végétale à laquelle vous ajoutez un peu d'élixir du Suédois.

VOUS AVEZ DES NAUSÉES OU DES VOMISSEMENTS

Parfois, l'eau vous dégoûte, vous avez des haut-le-cœur. Essayez une tisane de menthe, de semences de fenouil ou de mélisse pour les calmer. Vous pouvez aussi ajouter quelques gouttes de jus de citron à votre eau. Massez-vous le ventre et le plexus solaire avec un mélange de 10 cl d'huile végétale à laquelle vous ajoutez 50 gouttes d'huile essentielle d'origan vert, de menthe poivrée ou de basilic. N'oubliez pas aussi de prendre l'air, de respirer profondément et de vous relaxer.

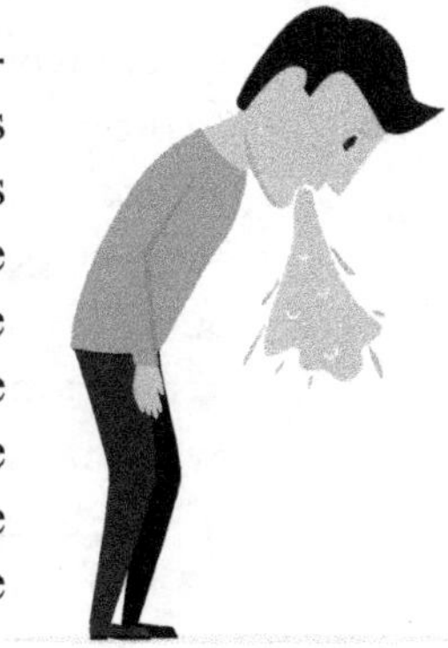

L'ÉLIXIR DU SUÉDOIS

Il y a plus de 300 ans, un médecin suédois, le Dr Samst, mourut à l'âge de 103 ans, pas de vieillesse... mais d'un accident de cheval ! Son secret (et celui de toute sa famille à la longévité exceptionnelle) : un élixir qui, depuis, est employé couramment pour se maintenir en forme.

L'élixir du Suédois est composé de dizaines de plantes, toutes réputées pour leurs actions désintoxicantes, digestives et stimulantes. Ainsi, les racines de gentiane, d'angélique, de carline et de curcuma ont des vertus diurétiques, digestives, cholagogues (stimulation de la bile) et cholérétique (stimulation du foie). Chacun sait qu'une bonne élimination des déchets toxiques est synonyme de forme. D'autres plantes viennent compléter la recette : la myrrhe astringente et désinfectante, le safran sédatif et aphrodisiaque, l'aloès cicatrisant et laxatif, la rhubarbe antirhumatismale, fortifiante et laxative... Toutes ces plantes macèrent dans une eau-de-vie à 40° durant 14 jours au soleil. Bref, il s'agit d'une formule quasi miraculeuse utilisée soit sous forme de cure à raison d'une à deux cuillères à soupe par jour, soit de temps en temps quand on se sent patraque ou que l'on digère mal. En usage externe, on l'emploie sous forme de compresses en cas de petites plaies, hématomes, sur les hémorroïdes, et mélangé à une huile végétale pour masser ses douleurs quand on jeûne ou tout simplement qu'on a des courbatures ou des rhumatismes. Au cours d'un jeûne, mieux vaut éviter de prendre de l'élixir du Suédois en interne.

VOUS AVEZ MAL À L'ESTOMAC

Votre estomac est habitué à ce que vous l'alimentiez très régulièrement dans la journée. Il n'a peut-être pas bien compris qu'il se trouvait pour un ou plusieurs jours en chômage technique... Il sécrète des sucs gastriques alors que c'est inutile... Il commence à se régénérer aussi. Offrez-lui quelques petits massages décontractants et une tisane de plantain pour ses effets adoucissants !

VOUS PALPITEZ...

Les premiers jours de jeûne, le cœur a tendance à battre la chamade de temps à autre. Il faut dire qu'en buvant beaucoup et en ne mangeant pas, vous faites naturellement baisser votre tension artérielle. Si vous faites des gestes brusques, que vous vous levez vivement (ce qu'il vaut mieux éviter), vous pouvez avoir l'impression d'un étourdissement et même avoir des palpitations. Rester calme et se mouvoir tranquillement sont deux règles de base pour éviter ce genre de problèmes. Vous pouvez aussi vous faire des infusions d'aubépine, très efficaces pour ne pas avoir de troubles du rythme cardiaque et pour leur effet apaisant en général.

VOUS AVEZ FAIM

C'est bien ce que vous croyez... Ça se passe dans le ventre, ça gargouille... Mais c'est juste l'envie de manger, le conditionnement de votre organisme à recevoir régulièrement la nourriture. Ça passe généralement très vite, surtout si vous êtes armé de bonnes résolutions. Prenez un verre d'eau, massez-vous le ventre, dites à votre estomac que vous ne l'oubliez pas et que ce petit traitement désintoxiquant n'est que passager !

VOUS AVEZ MAUVAISE HALEINE

C'est normal ! Évidemment, si vous continuez vos activités quotidiennes, que vous restez en contact proche avec vos amis et votre famille ou vos collègues de bureau, c'est ennuyeux. N'allez pas mâcher de chewing-gum ! En revanche, prenez des tisanes de plantes aromatiques (thym, romarin, sauge, marjolaine, basilic, fenouil, menthe…), vous y trouverez un bon goût et vous chasserez les mauvaises odeurs. Offrez-vous aussi un dentifrice à l'argile parfumé au citron, au thym ou à la sauge, et brossez-vous les dents autant de fois que vous le voulez dans la journée.

VOTRE SUEUR EST TRÈS ODORANTE

Frottez un quartier de citron sous vos bras et n'hésitez pas à vous doucher souvent. Ce genre de désagréments passe très vite, surtout si vous vous êtes bien préparé. Cela arrive surtout quand on n'a pas supprimé progressivement les aliments d'origine animale avant de commencer le jeûne.

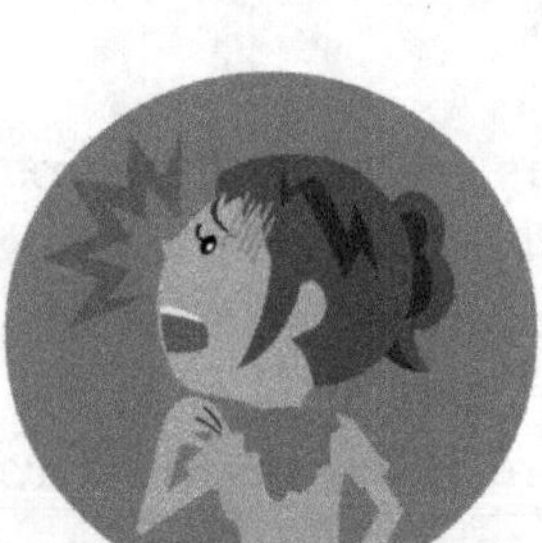

VOUS AVEZ DES BOUTONS ET LE CHEVEU GRAS...

Votre peau et votre cuir chevelu profitent de cette belle occasion pour faire un peu de ménage, eux aussi. N'ayez crainte, dès que vous reprendrez une alimentation normale, tout rentrera dans l'ordre (et sans doute bien mieux qu'avant !). En attendant, lavez-vous les cheveux avec un shampooing doux et n'utilisez pas de « détergents » sur votre peau. Au contraire, nourrissez-la de crèmes riches ou d'huiles végétales (huile de rose musquée, de figue de Barbarie, d'avocat, de germe de blé, de noisette...). Et vous pouvez ajouter quelques gouttes d'huile essentielle d'arbre à thé pour ses vertus antiseptiques et régénérantes de l'épiderme (50 à 100 gouttes d'huile essentielle pour 10 cl d'huile végétale).

Pour activer la détoxination et retrouver plus vite une peau nette, prenez des infusions de pensée sauvage, des décoctions d'avoine ou de bardane...

VOUS DORMEZ MAL

Et c'est bien normal ! L'idéal serait de vous dépenser physiquement, de marcher au grand air. Et surtout, dites-vous bien que vous retrouverez un sommeil à la fois régulier et réparateur dès que vous cesserez de jeûner. Si vous êtes sujet aux insomnies, il y a de grandes chances qu'elles vous laissent en paix pour un certain temps.

Le soir, avant de vous coucher, préparez-vous une infusion de camomille, de pavot de Californie (eschscholtzia) ou de coquelicot, ou bien d'aubépine. Toutes ces plantes apaisantes vous aideront à trouver le sommeil.

VOUS AVEZ UN COUP DE BLUES

Normalement, si vous vous êtes préparé à jeûner, cela ne devrait pas arriver. Mais imaginons que vous êtes tellement gourmand que tout à coup, l'eau vous monte à la bouche en pensant à l'un de vos desserts préférés et vous prenez conscience qu'il faudra attendre quelques jours avant de succomber... Eh bien, avalez un grand verre d'eau et concentrez-vous sur autre chose ! Les deux ou trois premiers jours, évitez toute discussion autour de la nourriture, ne lisez pas de livre de cuisine... Et si, vraiment, vous avez un coup de déprime, parce que vous avez envie de manger quelque chose ou parce que des idées sombres viennent vous perturber, un « pschitt » de remède d'urgence (fleurs de Bach) et tout ira mieux.

VOUS AVEZ LES OREILLES QUI SE BOUCHENT

C'est surtout en stage de jeûne et randonnée (lorsque vous grimperez quelques dénivelés) que cela risque de vous arriver. C'est un peu comme dans l'avion (mais sans les douleurs !) : vous vous bouchez le nez et vous soufflez, ou bien vous bâillez et, normalement, tout devrait rentrer dans l'ordre. Si vous avez avec vous une bouteille d'élixir du Suédois, imbibez-en un morceau de coton que vous glissez dans votre oreille. C'est souvent efficace.

LES PLANTES DU JEÛNE : MODE D'EMPLOI

À moins de suivre un jeûne très strict tel qu'il est pratiqué dans certains pays de l'Est (où l'on se contente d'eau déminéralisée), vous pouvez, pendant votre jeûne, bénéficier des qualités thérapeutiques de nombreuses plantes médicinales, en tisane surtout, mais aussi, si vous les avez concoctées auparavant, sous forme d'huiles de massage « maison »… Bien entendu, il paraît essentiel de choisir des plantes cultivées selon les principes de l'agriculture biologique (ou bien de les cueillir dans une nature préservée de la pollution). Lors d'un jeûne, mieux vaut aussi éviter les plantes qui donnent une tisane trop amère, dont le goût vous rebute (ou alors il faut mélanger plusieurs plantes afin d'obtenir un « breuvage » facile à avaler). La tisane doit aussi être un bon moment, un plaisir, pas une « purge » qui vous fait grimacer.

LES DIFFÉRENTES TISANES

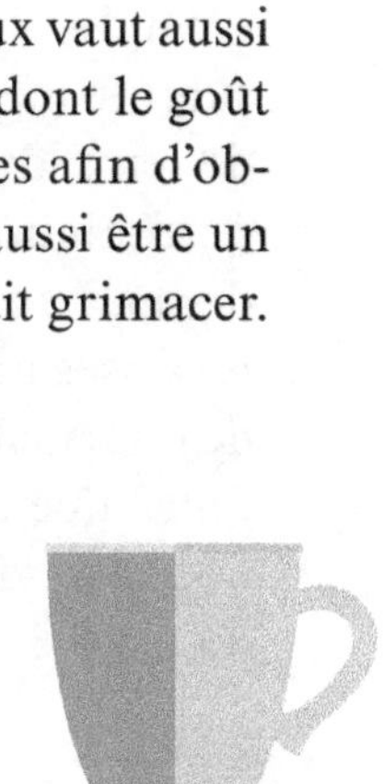

Sous l'appellation « tisanes » sont regroupées plusieurs préparations de plantes médicinales, les deux principales étant l'infusion et la décoction. Selon les plantes et surtout les parties de plantes que l'on utilise pour faire sa tisane, on opte pour l'une ou l'autre de ces préparations. L'infusion convient bien aux fleurs et aux feuilles en général, parties les plus fragiles des plantes. La décoction est principalement utilisée pour les racines, les tiges et les écorces, les parties les plus dures, les plus résistantes des végétaux, ou bien pour les plantes très ligneuses.

- **L'infusion** consiste à verser de l'eau bouillante sur les plantes au moment précis où l'eau entre en ébullition. Il faut alors couvrir le récipient et laisser infuser le temps nécessaire (de dix minutes à une heure selon les plantes). Vous pouvez battre avec une cuillère en bois pour accélérer la diffusion des principes actifs et oxygéner l'infusion qui n'en sera que meilleure. Filtrez avant de boire. Évitez au maximum les sachets de tisane. Non seulement, on ajoute une infusion de colle et de papier à la plante, mais, souvent, les plantes employées pour les sachets sont de « deuxième catégorie » (puisqu'elles sont « cachées » dans un sachet).
- Pour **la décoction**, on met les plantes dans de l'eau à température ambiante et on fait bouillir. Le temps d'ébullition varie de quelques minutes à une demi-heure selon la ou les plantes.

Infusion et décoction supportent bien les mélanges de plantes. Bien entendu, il faut veiller à ne mélanger que des plantes qui doivent subir le même type de préparation (ne pas faire bouillir des fleurs de reine-des-prés avec de la racine de pissenlit : la reine-des-prés perdrait bon nombre de ses principes actifs !). Par exemple, en cas de rhumatismes, vous pouvez mélanger à parts égales (en divisant les doses indiquées pour chacune d'entre elles par deux) des fleurs de bourrache et de reine-des-prés, et boire trois tasses de tisane par jour : une cuillerée à soupe du mélange infusée dix minutes dans une tasse d'eau bouillante. Vous pouvez les boire chaudes, tièdes ou froides, selon vos goûts et vos envies !

LE MATÉRIEL NÉCESSAIRE

Évitez les ustensiles métalliques. Choisissez plutôt une casserole émaillée et une cuillère en bois. Pour conserver vos tisanes, privilégiez les flacons bouchés en verre ou les boîtes en carton (les plantes sèches doivent être conservées à l'abri de l'humidité et de la lumière).

L'eau utilisée doit être de l'eau aussi pure que possible et faiblement minéralisée, de l'eau de source ou de l'eau osmosée par exemple. Évitez l'eau du robinet sauf si elle « coule de source ».

LES PLANTES QUI PEUVENT VOUS AIDER

Durant le jeûne, plusieurs petits troubles peuvent vous perturber. Votre organisme aura vite fait de trouver du réconfort auprès des tisanes.

Vous avez du mal à dormir ou vous êtes nerveux ?

Voici quelques plantes apaisantes.

En infusion

▶ L'achillée millefeuille

C'est une cousine de la camomille, apaisante, qui peut aussi calmer d'éventuels maux d'estomac. On utilise les fleurs et/ou les feuilles sèches à raison de 30 grammes par litre d'eau. Laissez infuser 5 minutes.

▶ L'aspérule odorante

Elle pousse de préférence dans les forêts de feuillus, possède des propriétés sédatives et antispasmodiques qui se développent lorsqu'elle sèche (en même temps que son odeur). Elle donne une délicieuse tisane ! Non seulement elle vous apaise si vous êtes nerveux ou si vous avez du mal à dormir, mais elle active votre circulation. La plante entière séchée peut être utilisée, mais les sommités fleuries sont préférables. Comptez quatre cuillerées à café de plante pour un litre d'eau. Laissez infuser 5 minutes.

▶ L'aubépine

Ses fleurs sont avant tout employées en cas de palpitations, d'anxiété, d'insomnie et d'hypertension. Si vous avez quelques vertiges ou des bourdonnements d'oreille, elle peut aussi vous soulager. Faites infuser cinq cuillerées à soupe de pétales dans un litre d'eau frémissante pendant 10 à 15 minutes.

▶ Le houblon

Ce sont les fleurs femelles, petits cônes appelés strobiles, qui sont utilisées pour leurs propriétés apaisantes et naturellement somnifères. En raison de leur teneur en phyto-œstrogènes, elles peuvent favoriser la survenue des règles. On utilise 15 grammes de fleurs par litre d'eau et on laisse infuser 5 à 10 minutes.

▶ Le lotier corniculé

C'est une jolie fleur jaune très efficace pour lutter contre les insomnies, les palpitations, les vertiges et la nervosité. En séchant, elle verdit et concentre ses principes actifs. Mettez trois à quatre cuillerées à soupe de fleurs sèches par litre d'eau, laissez infuser une dizaine de minutes.

▶ Le mélilot

Insomnies, coups de blues, vertiges, maux de ventre…, rien ne semble résister au mélilot et il saura vous aider à jeûner. Comptez trois cuillerées à soupe de plante séchée par litre d'eau, à laisser infuser un quart d'heure avant de filtrer.

▶ Le millepertuis

Il est tellement efficace comme antidépresseur qu'on ne le trouve plus en vente que dans les pharmacies (donc sous forme de médicament). Mais vous pouvez en cueillir au moment de la floraison, en juin, pour en faire provision. On emploie ses fleurs en cas de déprime, de nervosité et de sommeil difficile, avec beaucoup de succès. Comptez 15 à 20 g de sommités fleuries pour 1 litre d'eau et laissez infuser 10 minutes avant de filtrer. Attention : n'en prenez pas trop si vous devez vous exposer au soleil car il peut être responsable de photosensibilisation (taches sur la peau).

▶ La passiflore

C'est la plante anticauchemars par excellence ! Si vous êtes angoissé, que vous vous inquiétez, que vous êtes émotif, que vous avez mal à la tête, que vous « palpitez »… elle vous sera utile ! Mettez deux cuillerées à café de fleurs séchées par litre d'eau et laissez infuser 3 à 5 minutes.

▶ Le tilleul

Ses fleurs et feuilles délicieuses en tisane font partie des remèdes les plus utiles pour faire fuir les insomnies. Comptez deux cuillerées à soupe de fleurs par litre d'eau et laissez infuser entre 5 et 10 minutes.

En décoction

▶ L'angélique

Connue pour améliorer la digestion, elle peut calmer les « spasmes » de votre estomac peu habitué aux restrictions, mais aussi vous aider à mieux dormir et à moins palpiter. On emploie les racines sèches ou les semences à raison de 50 g pour 1 litre d'eau. Laissez bouillir 2 minutes puis infuser un quart d'heure avant de filtrer.

▶ L'euphraise

Petite fleur rampante, considérée comme une « mauvaise » herbe par les jardiniers, l'euphraise médicinale est surtout connue pour ses bienfaits sur les yeux (sous forme de collyre), mais, en médecine populaire, elle a longtemps été utilisée pour calmer les états nerveux, les maux de tête, les insomnies et les crampes. Elle trouve donc toute sa place dans votre tisane de jeûne ! Comptez 50 g de plante sèche (tiges, feuilles et fleurs) pour 1 litre d'eau : laissez bouillir 10 minutes à petit feu avant de filtrer.

Vous avez des boutons, vous vous sentez nauséeux, vous avez des crampes, des douleurs articulaires ?

Certaines plantes peuvent vous aider à éliminer plus rapidement les toxines.

En infusion

▶ La bourrache

Ses fleurs sont adoucissantes, dépuratives, diurétiques et laxatives. Elles apaisent les estomacs coléreux, facilitent l'élimination des toxines et chassent les douleurs articulaires. Comptez 50 g de fleurs fraîches ou 10 g de fleurs sèches par litre d'eau. Faites infuser rapidement : 3 minutes suffisent. Votre tisane aura une jolie couleur dorée si vous la préparez avec des fleurs fraîches.

▶ La coriandre

Elle est digestive, diurétique, dépurative, hépatique, antiseptique et anti-inflammatoire. Si vous avez du mal à démarrer vos journées, si vous êtes barbouillé, que vous avez un peu mal partout, ses graines devraient vous aider. Comptez trois cuillerées à café de graines par litre d'eau. Laissez infuser environ 10 minutes.

▶ Le fenouil

Les semences de fenouil, petites graines oblongues à la délicieuse odeur d'anis, apaisent le système digestif. Comptez trois cuillerées à soupe pour 1 litre d'eau et laissez infuser un quart d'heure.

▶ Le liseron

Ennemi des jardiniers, mais ami des intestins, le liseron peut vous aider à éliminer. Mettez deux cuillerées à soupe de feuilles sèches de liseron (ou quatre de feuilles fraîches) par litre d'eau. Laissez infuser 5 minutes avant de filtrer.

▶ Le marrube blanc

Cousin de la menthe et de l'ortie blanche, il est employé depuis l'Antiquité contre la bronchite et la toux rebelle, mais il est également très utile pour activer l'élimination des toxines. Faites tremper 30 g de plante sèche (feuilles et fleurs) dans 1 litre d'eau froide pendant 10 minutes, portez sur le feu et laissez chauffer jusqu'aux premiers frémissements. Laissez ensuite infuser pendant un quart d'heure.

▶ La reine-des-prés

Cette véritable aspirine végétale soulage les maux de tête et les douleurs en général, et ceci en activant l'élimination des toxines. On emploie les fleurs, fragiles, qui supportent de l'eau à peine frémissante (pas bouillante !). Comptez 50 g de sommités fleuries par litre d'eau. Laissez infuser 5 minutes. Vous pouvez aussi, pour préserver encore davantage de principes actifs, préparer une macération : mettez les fleurs dans de l'eau froide et laissez macérer 12 heures dans un récipient couvert, à l'abri de la lumière.

▶ Le romarin

Il aide à lutter contre de nombreux spasmes, dont ceux de votre système digestif habitué à la surabondance de nourriture. C'est aussi l'idéal pour commencer la journée (en revanche, évitez d'en prendre le soir car il risque de vous mettre en grande forme et de vous faire rater le train du sommeil). Comptez trois cuillerées à soupe par litre d'eau et laissez infuser 10 minutes.

▶ La sauge

Hormis le fait qu'elle soit l'une de mes plantes préférées car elle soigne quasiment tout (du rhume au syndrome prémenstruel en passant par les rhumatismes), au moment du jeûne, elle vous aide à garder la forme et évite que vous ayez une transpiration trop malodorante… Mettez deux ou trois cuillerées à soupe de feuilles sèches (ou quatre de feuilles fraîches) dans un litre d'eau et laissez infuser 10 minutes avant de filtrer.

En décoction

▶ La bardane

C'est une plante dépurative majeure généralement conseillée en cas d'imperfections cutanées, mais aussi de rhumatismes ou de goutte. Comptez 40 g par litre d'eau et laissez bouillir 10 minutes avant de filtrer.

▶ La bruyère

Elle aidera vos reins à filtrer tous les déchets et vous permettra de lutter contre les douleurs articulaires. On utilise les sommités fleuries. Faites bouillir 60 g par litre d'eau pendant 2 ou 3 minutes puis laissez infuser un quart d'heure avant de filtrer.

▶ Le plantain

Adoucissant et astringent, il soulage les systèmes digestifs perturbés. Mettez 10 g de plante entière (feuilles et fleurs) dans 1 litre d'eau froide. Faites chauffer et laissez bouillir 10 minutes puis infuser 5 minutes avant de filtrer.

QUELQUES HUILES DE MASSAGES

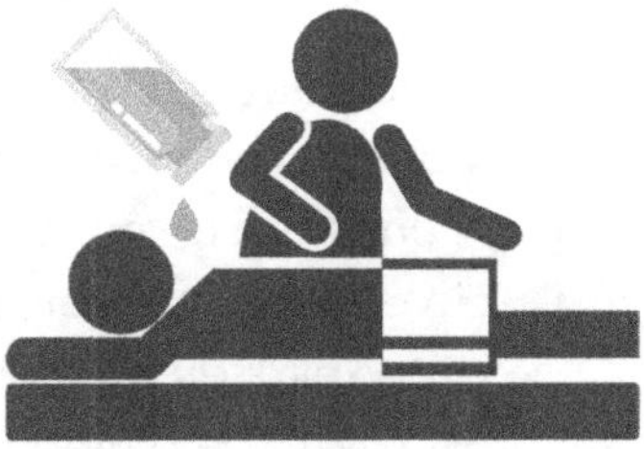

Il existe des formules « toutes prêtes » très efficaces pour soulager vos muscles et vos articulations (pendant le jeûne et, au besoin, tout au long de l'année), mais vous pouvez, vous aussi, préparer votre huile « maison » avec de nombreuses plantes. Voici quelques recettes (à conserver de préférence dans des flacons de verre coloré) :

▶ Huile à la coriandre

Laissez macérer 15 jours au soleil 50 g de graines de coriandre dans un litre huile d'olive de qualité. Filtrez.

▶ Huile à la lavande

Mettez 50 g de fleurs sèches de lavande dans un flacon, ajoutez un demi-litre d'huile d'olive et laissez macérer au soleil pendant une semaine en remuant chaque jour. Filtrez.

▶ Huile de millepertuis (ou huile de la Saint-Jean)

Laissez macérer 500 g de sommités fleuries fraîches dans un litre d'huile d'olive extra-vierge, première pression à froid, additionné d'un demi-litre de vin blanc durant 5 jours. Ensuite, chauffez jusqu'à évaporation du vin. Conservez dans un flacon de verre bouché. Non seulement c'est l'idéal contre les douleurs rhumatismales, mais aussi en cas de plaies, de brûlures superficielles et de peau agressée en général.

▶ Huile de bruyère

Mettez 60 g de fleurs fraîches de bruyère dans un quart de litre d'huile d'olive première pression à froid. Laissez macérer 15 jours en remuant fréquemment. Filtrez.

VOTRE TROUSSE DE SECOURS « SPÉCIALE JEÛNE »

Si vous jeûnez pour la première fois, munissez-vous de quelques remèdes essentiels.

- Une huile de massage pour vos muscles et articulations.
- Vos plantes préférées à prendre en tisane.
- De l'élixir du Suédois.
- Un remède d'urgence du Dr Bach.
- Un pain de savon de Marseille si vous partez en randonnée (à mettre dans votre lit pour éviter les crampes).

APRÈS LE JEÛNE, RETROUVER UNE ALIMENTATION SAINE

Certaines personnes (j'en ai rencontré) pratiquent des jeûnes réguliers pour « réparer les dégâts » de leur alimentation habituelle. Certains métiers, par exemple, vous obligent à passer de repas d'affaires en congrès avec cocktail dînatoire et il semble utopique de vouloir changer ses habitudes alimentaires... Mais, dans la majorité des cas, il ne tient qu'à nous de modifier notre régime alimentaire pour, toute l'année, avoir une alimentation plus saine.

FRÉQUENCE, QUANTITÉ ET QUALITÉ

Si l'on veut changer son régime alimentaire, on peut agir sur de nombreux critères. Pour commencer, calculez le nombre de repas que vous faites par jour... Et essayez d'imaginer à quel moment votre système digestif peut un peu « souffler »... Jamais ! Vous pouvez donc, déjà, modifier la fréquence de vos repas et décider de ne plus grignoter entre chacun d'eux. Certes, notre estomac n'aime pas sauter un repas et notre organisme est habitué à sécréter, aux heures habituelles où on lui fournit des aliments, les sucs capables de les digérer... Mais si vous décidez, sur le long terme, de vous passer du dîner ou du petit-déjeuner, faites-lui confiance : il saura très vite s'y habituer et changera ses habitudes lui aussi.

Vous avez sans doute entendu parler des études réalisées sur les populations qui font les centenaires, à Okinawa ou en Crête... Toutes ont un point commun : la frugalité. Il n'y a pas de mystère : pour vivre vieux et en bonne santé, il faut moins manger ! Facile à dire... mais c'est aussi assez facile à faire, même si on est le pire des gourmands !

Deux « trucs » essentiels permettent de manger moins sans être frustré. Le premier consiste à boire beaucoup d'eau avant les repas : un demi à un litre d'eau en apéro, une demi-heure avant de se mettre à table. Le second, c'est de manger lentement, en mâchant bien les aliments. C'est bien plus rassasiant que si vous vous jetez sur votre assiette, bien plus satisfaisant aussi ! Et si vous êtes de ceux qui n'arrivent pas à s'arrêter, levez-vous de table et occupez-vous... Notre organisme, parfois, n'est pas très rapide... et il s'écoule généralement 20 minutes entre le moment où notre estomac est rassasié et celui où notre cerveau en est informé !

La qualité de notre alimentation est également primordiale. Si chacun d'entre nous pouvait réduire sa consommation d'aliments raffinés (farine blanche, pain blanc...), de sucre, de sel et de lait de vache (et tout ce que l'on fabrique avec), il est évident que nous nous en porterions mieux. Choisissons nos fruits et légumes en fonction de notre région et de la saison, de notre potager ou de celui du maraîcher, mais cultivés sans engrais ni insecticides chimiques... Certes, les produits « bio » coûtent plus cher, mais en étant plus raisonnable sur les quantités, on s'y retrouve vite ! Il faut aussi boire une eau de qualité et l'investissement dans des filtres adéquats (filtres à osmose inverse, par exemple) est souvent indispensable. Vous éviterez en prime les corvées des bouteilles à porter.

CHANGER DE FRÉQUENCE AVEC LE JEÛNE DE 16 HEURES

Le petit-déjeuner, c'est sacré ! Ça, on vous l'a suffisamment répété ! Mais réfléchissez un peu… Que mangent vos enfants au petit-déjeuner ? Des laitages, des céréales bourrées de sucres ? Des aliments à index glycémique très élevé, de ceux qui garantissent, du coup, les fameux coups de pompe qui arrivent en boomerang en milieu de matinée ! Dire que le petit-déjeuner est le repas le plus important de la journée n'est pas une vérité ! Tout d'abord, cela ne convient pas à tout le monde. Certaines personnes ont la nausée quand elles veulent à tout prix manger en se levant, d'autres se sentent mal immédiatement après… Mais tout le monde continue à prendre son petit-déjeuner parce que c'est la règle : « Il FAUT manger le matin pour être en bonne santé ! » Cette idée générale bien ancrée date de quelques décennies (sans doute au moment où les paquets de céréales ont fait leur entrée remarquée dans les rayons de nos supermarchés).

DU VENTRE VIDE À L'EMBONPOINT

Une de mes collègues journalistes a eu l'occasion d'écrire différents articles dans les années 1980 sur la nutrition et la diététique. Elle a dû, pour cela, rencontrer des médecins et spécialistes. À l'époque, jeune et dynamique, un peu « fêtarde » aussi, elle ne prenait jamais de petit-déjeuner. Parce qu'elle n'avait jamais faim le matin, et parce que, de toute façon, elle n'aurait pas eu le temps ! Mais les différents entretiens qu'elle a eus à l'époque avec des « spécialistes » de l'alimentation ont tout remis en cause. Ils lui ont expliqué à quel point le petit-déjeuner était capital pour sa santé, à quel point elle avait de la chance, aussi, de n'avoir jamais ressenti aucun trouble. Ils mettaient ça sur le compte de la jeunesse. Mais c'est sûr : elle paierait tôt ou tard une telle attitude ! Mon amie, affolée par ce discours plusieurs fois répété, n'a pas tardé à réagir. Prenant de bonnes résolutions, elle a changé totalement sa manière de s'alimenter. Elle se couchait plus tôt et ne démarrait plus aucune journée le « ventre vide » !

Lorsque je l'ai rencontrée, 10 ans après cette bonne résolution, elle pesait 70 kg pour 1,55 mètre, avait régulièrement des vertiges, les cheveux gras, la peau luisante et ne parvenait pas à perdre les kilos qu'elle avait accumulés depuis 10 ans… Rien n'allait dans sa vie. Nous avons eu plusieurs fois l'occasion de nous rencontrer, de travailler un peu ensemble et nous avons sympathisé. Deux ou trois ans se sont écoulés avant que, par hasard, nous nous rencontrions à nouveau. J'ai bien failli ne pas la reconnaître. Amincie, souriante, épanouie, elle était transformée. Je me suis dit que, pour avoir l'air si heureuse et si bien dans sa peau, elle devait être amoureuse ! C'était le cas, mais elle expliquait tout autrement ses changements physiques et son bien-être psychologique.

Elle qui n'écrivait plus que rarement sur la santé avait dû s'y « replonger » quelques mois plus tôt et s'était à nouveau retrouvée chez un médecin nutritionniste. La voyant si ronde, fatiguée, la mine triste, ce médecin n'avait pu s'empêcher, après l'interview, de l'interroger sur sa propre santé. Elle lui a alors raconté tous les efforts qu'elle faisait pour bien s'alimenter, rester raisonnable… et a insisté sur sa règle de vie consistant à ne jamais sortir sans son petit-déjeuner comme cela lui avait été vivement conseillé. Ce médecin l'a écoutée longuement puis lui a fait remarquer que ses ennuis de poids, ses vertiges, son mal-être, semblaient justement être apparus avec son changement d'hygiène alimentaire. Elle qui avait mis tout ça sur le compte des années qui passaient réalisait que tous les efforts qu'elle faisait depuis des années avaient peut-être été à l'origine de ses ennuis… Dès le lendemain, elle reprit ses habitudes passées et recommença à « sauter » allègrement le petit-déjeuner (sans pour autant retrouver une vie de patachon !). Elle perdit peu à peu les kilos accumulés et retrouva une excellente santé. Le plus flagrant, pour elle, fut la disparition, dès le premier jour, des vertiges qui lui gâchaient la vie depuis des années.

MES ENFANTS FONT COMME ILS VEULENT

En France, le petit-déjeuner est souvent constitué d'aliments très peu recommandables d'un point de vue diététique : sucres rapides, calories vides des croissants et autres spécialités riches en sucres et en graisses, excitants… Et, pour ma part, je vis très bien en n'en prenant jamais. Jamais, non plus, je n'oblige mes enfants à manger le matin. En revanche, nous mangeons correctement le soir, tous réunis autour de la table. Et les dépenses énergétiques de la nuit nous laissent largement de quoi tenir jusqu'au prochain repas de midi, sans frustration.

Longtemps je me suis sentie seule avec mon idée que le petit-déjeuner pouvait être superflu. D'autant que, dès que mes enfants ont été en âge de fréquenter l'école maternelle, j'ai bien vu qu'on me considérait comme une mère un peu « légère »… Je rassure les lecteurs qui douteraient des « performances » physiques et intellectuelles de mes deux garçons : ils s'en sortent très bien. Une façon de faire taire les sceptiques…

LE SYSTÈME DES DEUX REPAS PAR JOUR

L'un des grands spécialistes du jeûne du siècle dernier, le Dr Dewey, proposait déjà de supprimer le petit-déjeuner (cette idée a d'ailleurs été reprise par certains qui l'appellent le « jeûne de 16 heures » : un dîner léger et une abstinence alimentaire jusqu'au lendemain midi). Pour le Dr Dewey, « la faim du matin n'est autre chose que la maladie qui couve ». Pour lui, le besoin de manger que ressentent les personnes au lever est affaire d'habitude et non de besoin de l'organisme. Cette idée, qui va à l'encontre de la majorité des notions de diététique d'aujourd'hui, pourrait paraître saugrenue si l'on ne savait pas que le médecin qui tient ces propos a aussi sauvé des milliers de vies abandonnées par la médecine officielle de son époque. Il proposait ce régime des « deux repas » aux personnes sédentaires, mais aussi aux travailleurs de force, et ses patients se débarrassaient ainsi, très souvent, de leurs rhumatismes et de leurs maux d'estomac. Il cite l'exemple de trois fermiers dont l'un était adepte de ses théories. Tous trois étaient partis un matin cribler de l'avoine, un travail épuisant. Deux d'entre eux avaient pris un solide petit-déjeuner tandis que le troisième n'avait rien avalé. Quand arriva l'heure du déjeuner, ce dernier, qui avait travaillé sans souffler ni souffrir tandis que les deux autres avaient bien peiné, était frais et dispos. Le système des deux repas par jour, conseillé par le Dr Dewey, fit ainsi disparaître d'innombrables ennuis de santé chez ses patients (et ceci quelles que soient les catégories socioprofessionnelles concernées) : fatigue, rhumes à répétition, arthrite… L'état général s'améliorait sans qu'il soit besoin de faire d'autres efforts. L'un de ses patients, fermier, débarrassé de son arthrite et de ses infections respiratoires avec ce « régime », déclara que « sa matinée était la meilleure moitié de sa journée, tant pour le dur travail corporel que pour la lucidité d'esprit ».

Le Dr Dewey conseillait également son système des deux repas par jour aux enfants qui, d'après lui, se développent bien mieux lorsque les aliments ont eu le temps d'être complètement digérés et assimilés. L'estomac, qui a eu le temps de se reposer, est d'autant plus efficace pour entreprendre le « traitement » du nouveau repas qui arrive. Le Dr Dewey vivait à une époque où les enfants n'étaient pas sollicités par la nourriture tout au long de la journée comme ils peuvent l'être aujourd'hui.

Avant même d'appliquer cette théorie des deux repas, l'arrêt de tout grignotage est une absolue priorité pour la santé future de votre progéniture. Ça, au moins, ce n'est remis en cause par aucun médecin !

LES COMPATIBILITÉS ALIMENTAIRES

Notre organisme est conçu pour digérer ce que la nature nous donne… mais à l'état naturel ! Alors les ajouts, les fortes cuissons, les mélanges peuvent nous jouer des tours. Et, même si les aliments sont de très grande qualité, issus de l'agriculture biologique, il est important de ne pas manger tout avec n'importe quoi. Par exemple, il est un élément déterminant dans la logique des compatibilités alimentaires : **les fruits crus ne doivent jamais être mangés avec le reste des aliments** ! Ce grand principe alimentaire est un cheval de bataille défendu par le naturopathe Robert Masson depuis des décennies ! Cuits, les fruits sont malheureusement privés d'une grande partie de leurs vitamines et de leurs enzymes, leur pouvoir nutritif est donc bien moindre, mais ils ont l'avantage de pouvoir être associés à d'autres aliments, au même titre que les légumes, sans provoquer de « fermentations ». Crus, c'est une catastrophe !

Le principe de la digestion

Entre le moment où vous avalez un aliment et celui où ses nutriments vont venir alimenter vos cellules, il devra être réduit en tout petits morceaux. Imaginez une carotte… Pour que son bêta-carotène parvienne jusqu'à votre réseau sanguin, elle devra être réduite en morceaux suffisamment minuscules pour traverser la barrière intestinale. C'est tout le travail de votre système digestif, chacun de ses organes ayant pour cela des fonctions très précises. Certains digèrent plutôt les sucres, d'autres les graisses… Et devinez à quel endroit précis commence la digestion ? Dans la bouche ! Car c'est ici que l'amylase, une enzyme sécrétée par les glandes salivaires, digère en partie les amidons (les amidons sont des sucres lents, composés de nombreuses molécules de sucres rapides accrochées les unes aux autres). Elle coupe le lien entre les différentes molécules de sucre. Si vous en avez le courage, mâchez longuement une cuillerée de riz ou un morceau de pomme de terre… Vous finirez par sentir le goût du sucre !

L'autre intérêt d'une véritable mastication, c'est que pendant que les aliments sont dans votre bouche, votre cerveau envoie des informations aux différents organes qui se situent sur la route du système digestif, les prévenant de ce qui va arriver ! En réaction, les organes sécrètent des enzymes, prêts à digérer ce qui va leur parvenir.

L'aliment suit ensuite le chemin de l'œsophage pour parvenir à l'étape suivante : l'estomac. L'œsophage, qui a laissé passer la nourriture, se referme après avoir déchargé son passager. Après l'estomac, se situe un autre organe, le duodénum, tout en longueur, qui s'est beaucoup développé ces derniers millénaires car il digère plus particulièrement les céréales ! Des aliments qui ne sont apparus que très récemment dans la nourriture humaine. C'est un peu notre gésier… Ensuite, avant que les graisses ne rejoignent l'intestin grêle, la vésicule biliaire, alimentée par le foie, leur envoie, comme une petite pompe, une « giclette » de bile qui va les émulsionner, les transformer en toutes petites particules de graisses. Chez les personnes qui n'ont plus de vésicule, le foie largue de la bile en permanence dans l'intestin, et pas directement sur les graisses à digérer, ce qui est loin d'être aussi efficace.

Un temps pour chaque aliment

Chaque aliment a besoin de rester un temps déterminé dans l'estomac pour être digéré. Lorsque nous portons un aliment à notre bouche, le système nerveux central informe l'estomac du « travail » qu'il va devoir réaliser, et donc de la dose de sucs gastriques qu'il doit sécréter. Si vous ne mâchez pas, vous ne lui laissez pas le temps de réagir, et la « maldigestion » commence dès les hors-d'œuvre !

Les bonnes associations

Vous vous demandez donc comment vous nourrir pour que tout se passe bien… Surtout pas en mangeant de tout un peu à chaque repas !

Retenez quelques règles simples.

- *Les fruits frais et les fruits secs* se consomment seuls, mais ils peuvent être mélangés entre eux, excepté le melon et la pastèque qui ne doivent pas être mélangés aux autres.
- *Les oléagineux* (amandes, noix, noisettes, pistaches, noix de Macadamia ou du Brésil, graines de sésame…) doivent être consommés avec les légumes et les crudités.
- *Les pommes de terre et les oignons* se marient bien avec les légumes crus ou cuits.
- *Associer les légumineuses* (lentilles, pois chiches, pois cassés, haricots secs…) *avec du riz semi-complet et des légumes,* c'est parfait pour apporter à votre organisme des protéines végétales. Pour cela, associez deux tiers de céréales avec un tiers de légumineuses : vous fournirez ainsi à votre organisme tous les

acides indispensables à la fabrication des protéines et dans les bonnes proportions. C'est l'idéal pour les végétariens ! Depuis toujours, les peuples se nourrissent ainsi : du riz et des haricots rouges ou blancs en Amérique du Sud, du riz et du soja en Chine ou au Japon, du riz et des lentilles en Inde, du blé et des pois chiches au Maghreb…

- *Les protéines animales,* elles, seront associées avec les légumes et la salade, et on les mange de préférence le soir car leur temps de digestion est très long… Quand on dort, à moins de se relever la nuit pour plonger dans le frigo, on n'interrompt pas le travail du système digestif.

Laisser le temps au système digestif

Après un repas, avant de manger à nouveau, il faut attendre suffisamment longtemps pour que la digestion stomacale soit terminée. À défaut, la digestion sera imparfaite. Résultat : votre organisme ne bénéficiera pas des nutriments que vous lui apportez et vous allez souffrir de maux de ventre !

Pas trop longtemps dans l'estomac

Lorsque deux aliments qui demandent des temps de digestion différents sont associés, ils sont « traités » en même temps dans l'estomac. Sauf que l'un d'entre eux sera digéré plus vite et devra attendre, au chaud à 37 °C, que l'autre soit complètement « traité ». Résultat, il va fermenter ! Et créer de l'acidité, des troubles digestifs… La tartine de confiture en est un parfait exemple : le pain (complet et bio évidemment !) doit séjourner 1 h 30 dans l'estomac, la confiture 30 minutes seulement. En revanche, si vous trempez une tranche de pain dans une huile de pistache ou de graine de courge, vous aurez aussi une délicieuse tartine, mais votre organisme est équipé pour la digérer !

Gare aux sucres rapides !

Avant que les aliments n'arrivent dans l'intestin, le pancréas sécrète une hormone pour que leurs sucres puissent être utilisés par l'organisme : l'insuline. Sans elle, impossible de nourrir les muscles ou le cerveau ! Quand vous absorbez un sucre lent – c'est-à-dire des céréales complètes, des légumineuses, des pommes de terre (entières, pas de la purée mousseline ou des pommes Dauphine) –, votre pancréas met en route sa fabrication d'insuline et en sécrète une quantité définie qui reste présente pendant 1 h 30 dans le sang, le temps que les chaînes de molécules soient coupées en petits morceaux. Lorsque vous mangez un sucre rapide (sucre raffiné, de canne ou de betterave, pain blanc, céréales raffinées…), le pancréas fera de même, mais votre sucre sera digéré en une demi-heure. Résultat : pendant une heure, le taux d'insuline dans votre sang sera en manque de sucre ! Vous aurez faim ! Le sucre appelle le sucre… C'est un cercle vicieux. Vous passez de l'hyperglycémie (brutal afflux de sucre dans le sang) à l'hypoglycémie (votre insuline excessive fait baisser le taux normal de sucre dans votre sang).

CALORIES ET INDEX GLYCÉMIQUE

Légumes : plus ils sont réduits petits (jusqu'à la purée) et plus ils sont cuits, plus leur index glycémique est élevé. Ils augmentent la sécrétion d'insuline et font grossir. Avec la même teneur en calories, une carotte cuite vous fera grossir, mais si vous la mangez crue ou cuite à faible température (moins de 90 °C), elle vous fera maigrir. Pareil pour les pommes de terre ! Et certains aliments réputés pour leur apport énorme de calories ne font pas grossir parce que leur index glycémique est très bas, c'est le cas, par exemple, d'un excellent ami du système cardio-vasculaire : l'avocat.

PH ET GLYCÉMIE : DEUX PARAMÈTRES CAPITAUX !

Votre organisme a toujours deux priorités, vitales pour lui : maintenir sa glycémie (taux de glucose dans le sang) entre 0,8 et 1 g, et maintenir son pH entre 7,34 et 7,43. Et pour cela, il est prêt à tout ! À épuiser le pancréas pour gérer l'afflux de sucre, et à puiser les sels minéraux dans les os et les dents pour lutter contre l'acidité (tous les produits raffinés que nous consommons actuellement, ainsi que les huiles raffinées, l'alcool, le café, sont des aliments hyper-acidifiants). C'est une question de vie ou de mort !

UNE ALIMENTATION BIO DE PRÉFÉRENCE

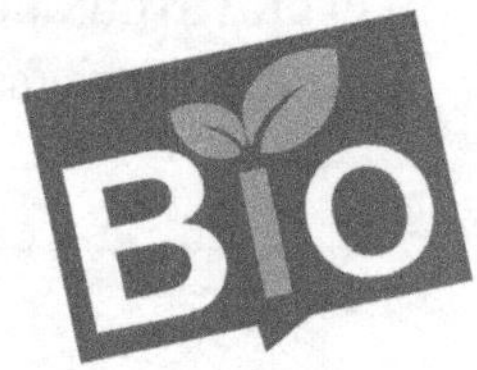

Longtemps, il fut difficile de trouver des aliments d'origine biologique… Pour produire des aliments bio, avec un label AB (Agriculture Biologique), les agriculteurs et les éleveurs doivent respecter un cahier des charges très précis : il leur est interdit d'utiliser des engrais ou des pesticides chimiques, leurs animaux doivent être élevés en plein air et nourris eux-mêmes avec des aliments bio… Et lorsqu'il s'agit d'un produit transformé (pain, plat cuisiné…), il doit comporter plus de 95 % d'ingrédients bio pour mériter le label AB. Aujourd'hui, si ces aliments restent plus chers que les autres en moyenne, l'écart se réduit et, surtout, de plus en plus de commerces en proposent.

Ces derniers temps, la consommation des aliments « bio » augmente et les AMAP (Association pour le Maintien de l'Agriculture Paysanne), proposant des paniers de fruits et légumes majoritairement bio et locaux, ont le vent en poupe. Signe que la qualité de l'alimentation et son impact sur la santé interrogent les consommateurs.

Au goût, il est évident qu'un poulet élevé dehors, avec du bon grain, sera meilleur qu'une volaille coincée dans une cage minuscule et gavée de la nourriture la moins chère possible… Un fruit ou un légume à qui on laisse le temps de mûrir, de se gorger de soleil, sera sans doute plus agréable aux papilles qu'un autre. En ce qui concerne la santé, une étude effectuée en Californie publiée dans la revue *Chemistry & Industry* (26 mars 2007) a montré que les fruits issus de l'agriculture biologique contiennent davantage de polyphénols, des antioxydants connus pour leur effet protecteur sur les cellules (antivieillissement) et sur le système cardio-vasculaire. Une autre, plus récente, réalisée à Barcelone (dont les résultats ont été publiés dans le *Journal of Agricultural and Food Chemistry* en 2012), montre aussi qu'on a tout intérêt à préférer les aliments bio. Les tomates bio se révèlent bien plus riches en antioxydants (des polyphénols) que leurs cousines produites intensivement.

Une autre étude, menée par l'Inserm (Institut national de la santé et de la recherche médicale) et le Centre régional de lutte contre le cancer de Montpellier en 2000, a permis de mesurer, sur des produits précis, leurs différents taux de nutriments, mais aussi taux de résidus de pesticides, taux de nitrates, etc., selon qu'ils sont cultivés en agriculture conventionnelle, raisonnée ou biologique. Et les résultats sont éloquents : pour un prix 25 % supérieur en moyenne, le poulet bio contient trois fois plus de viande que le poulet conventionnel, les pêches jaunes bio contiennent 2 à 3 fois plus de bêta-carotène, les salades bio davantage de vitamine C, les oignons davantage de minéraux. Et le taux de résidus de pesticides est bien moindre avec l'agriculture biologique, ainsi que la teneur en nitrates. Cette étude, intitulée ABARAC (pour Agriculture Biologique, Agriculture Raisonnée, Agriculture Conventionnelle) et initiée par le Pr Joyeux, cancérologue réputé, confirme l'intérêt de l'alimentation bio pour la santé.

L'ALIMENTATION OU LA TROISIÈME MÉDECINE : LES DÉCOUVERTES DU DR SEIGNALET

Le Dr Seignalet était à la fois médecin et biologiste. Aux deux voies les plus fréquentées en matière de thérapies que sont la médecine « conventionnelle » ou allopathique et les médecines dites « alternatives », il fut l'un des premiers à ajouter une autre direction, sans doute plus importante encore : l'alimentation. Changer de régime alimentaire peut en effet agir en amont et en aval : en prévention et de manière curative, sur de nombreuses maladies !

De plus en plus de scientifiques et de médecins, de grands professeurs aussi, reconnaissent qu'en matière de santé, si l'on avait privilégié la prévention, on vieillirait sans doute plus ou moins aussi longtemps, mais sans aucun doute en meilleure forme. La plupart des médecins et des chercheurs rejoignent aussi, aujourd'hui, le Dr Seignalet sur l'importance de l'alimentation pour la santé. Ce médecin était sans aucun doute en avance sur son temps et il aura sauvé et soulagé bien des malades… Mais, précurseur, il n'a pas eu le « succès » qu'il méritait et seuls quelques grands noms de la médecine courageux, comme le Pr Joyeux, ont su lui rendre hommage.

L'homme d'aujourd'hui ressemble à celui d'hier…

Il y a 5 millions d'années environ, notre espèce s'est nettement distinguée de celle des singes anthropoïdes. Mais, de cette période jusqu'à récemment (il y a 10 000 ans maxi), les hommes ont toujours été des chasseurs/cueilleurs. Ils mangeaient de la viande, du poisson, des œufs, du miel, des légumes, des fruits et des céréales sauvages et quand ils buvaient du lait, c'était toujours au sein de leur mère ! Et en plus, ils mangeaient tout cela cru. Par rapport à notre civilisation, l'Homme consommait davantage de protéines, moins de graisses animales et à peu près autant de glucides (mais pas ceux du sucre de betterave, de canne ou du lait !). Sa nourriture était alors riche en calcium et en potassium, pauvre en sodium, trois fois plus riche en fibres, il mangeait quatre fois plus de vitamine C...

6 CHANGEMENTS ALIMENTAIRES : 6 SOURCES D'ENNUIS

Le Dr Seignalet a relevé 6 changements majeurs entre alimentation ancienne et moderne.

1. La consommation de céréales domestiques

Le blé et, à un degré moindre, le maïs, ont été mis en cause dans plusieurs pathologies, tandis que le riz semble bien moins nocif. Certaines protéines des céréales, parce qu'elles ont subi des changements ou à cause de la cuisson, seraient responsables des ennuis causés.

2. La consommation de laits animaux et de leurs dérivés

Le Dr Seignalet rappelle les lois de Darwin qui suggèrent que « le lait de femme est fort bien adapté aux besoins du jeune enfant, alors que le lait de vache, fort bien adapté aux besoins du jeune veau, ne convient pas pour l'Homme ». Le veau, avec ses quatre estomacs et ses enzymes nombreuses, est de toute façon mieux loti pour la digestion du lait de vache. Par ailleurs, la composition du lait de chaque espèce (vitamines, glucides, protéines, lipides...) correspond précisément aux besoins du rejeton en question. Le Dr Seignalet cite, outre les nombreux cas d'intolérance au lait de vache, plusieurs pathologies dans lesquelles il est incriminé : polyarthrite rhumatoïde, diabète sucré juvénile, sclérose en plaques, maladie de Crohn, migraines…

3. La cuisson de nombreuses substances

Plus la température est haute et plus le temps de cuisson est prolongé, plus les aliments sont transformés. Les molécules se choquent, se cassent, forment des complexes avec d'autres molécules qu'on ne trouve pas initialement dans la nature et dont l'organisme doit se débrouiller… Ce qu'il a beaucoup de mal à réaliser sans y laisser sa santé. Il faut donc manger cru le plus souvent possible et savoir que « la frontière au-delà de laquelle les aliments subissent des transformations importantes se situe autour de 110 °C ». Il faut donc éviter les grillades et les fritures, le four classique, la Cocotte-Minute et opter pour la cuisson à l'étouffée ou à la vapeur douce. Quant au four à micro-ondes, s'il élève moins la température que les autres modes de cuisson, il change d'orientation des molécules d'eau, transforme certains acides aminés… À éviter !

4. La préparation des huiles

Autrefois, toutes les huiles étaient obtenues par des procédés mécaniques de pression à froid. Le Dr Seignalet conseille de n'employer que des huiles vierges de qualité, obtenues sans chauffage, sans solvant, sans traitement chimique, sans raffinage… Il considère les huiles industrielles comme des huiles « mortes » et se méfie des margarines.

5. La pollution alimentaire

Additifs alimentaires (colorants, conservateurs, antioxygène, stabilisants…), hormones ou antibiotiques donnés aux animaux d'élevage, pesticides, insecticides, fongicides... sont autant de pollutions alimentaires qui, à moyen ou long terme, nuisent forcément à l'organisme. Le choix d'une alimentation issue de l'agriculture biologique semble la meilleure option à l'heure actuelle.

6. Le risque de carences en vitamines et en minéraux

L'élevage des animaux en batterie, les cultures intensives de fruits et légumes, le raffinage de nombreux aliments ont appauvri notre alimentation en minéraux et vitamines. Des aliments crus, qui ont grandi ou poussé assez longtemps pour fixer les nutriments indispensables, évitent les carences nutritionnelles constatées aujourd'hui dans des civilisations où l'on mange plutôt trop que pas assez.

Le Dr Seignalet considérait ces six changements comme six problèmes à régler pour être en meilleure santé ! Bien entendu, à notre époque et avec la pression des industries agroalimentaires (ne serait-ce qu'avec les publicités diffusées à longueur de journée à la télévision), le régime préconisé peut paraître contraignant ! Mais il faut savoir qu'il peut parfois améliorer des maladies pour lesquelles la médecine conventionnelle ne propose pas de solutions, ou bien des solutions peu efficaces.

Alors, que faire ?

Dans la mise en pratique, il convient donc d'exclure tous les aliments « dangereux » introduits depuis le début de la civilisation.

- *Exclusion des laits animaux* de toute origine et de leurs dérivés (la suppression des produits laitiers n'entraîne pas de carence en calcium contrairement à « la légende »).
- *Exclusion des céréales mutées,* essentiellement blé et maïs, alors que le riz reste autorisé. Pas de blé, de Kamut®, d'orge, de seigle, d'avoine, d'épeautre cuit, de maïs. On peut manger du sarrasin,

du riz, du sésame. Amidon de maïs et sirop de blé ne sont pas interdits (car le danger vient des protéines).

- *Exclusion des produits cuits à température trop élevée,* c'est-à-dire au-dessus de 110 °C. Éviter les œufs cuits (mais les gober crus). Les charcuteries crues sont autorisées (jambon cru, chorizo, saucisson, salami...) mais pas les cuites : jambon cuit, andouillettes, rillettes... Le poisson mariné dans du jus de citron et de l'huile d'olive plutôt que cuit (ou alors à la vapeur douce) a la faveur du Dr Seignalet.
- *Exclusion des huiles raffinées,* remplacées par des huiles vierges consommées crues.
- *Limitation des produits pollués,* autant que faire se peut, ce qui a pour corollaire une préférence pour les aliments biologiques.

Les surgelés sont autorisés, mais il faut éliminer les conserves et consommer avec modération les aliments fumés. Le Dr Seignalet conseille de boire de la chicorée, de l'eau, mais pas de sodas, pas de bière, du café, du thé et du vin en quantité raisonnable. Il faut limiter le sel, supprimer le tabac, faire un minimum d'exercice physique, éviter de se laisser gagner par le stress, prendre des ferments lactiques, se supplémenter en vitamines et en minéraux et faire preuve de frugalité !

Une efficacité surprenante

Voici de nombreux exemples de maladies pour lesquelles ce régime alimentaire mérite d'être essayé : la polyarthrite rhumatoïde, la spondylarthrite ankylosante, le rhumatisme psoriasique, la pseudopolyarthrite rhizomélique (PPR), les arthrites chroniques juvéniles, le syndrome de Gougerot-Sjögren, le lupus érythémateux disséminé, la sclérodermie, la maladie de Basedow, la sclérose en plaques, l'hépatite auto-immune, la cirrhose biliaire primitive, la cholangite sclérosante primitive, l'uvéite antérieure aiguë, les neuropathies périphériques idiopathiques, la maladie de Berger, la maladie de

La Peyronie, la fibromyalgie, l'arthrose, l'ostéoporose, la goutte, la migraine, les maladies dites « psychiatriques », les maladies dégénératives (Parkinson et Alzheimer), le diabète sucré de type II, l'hypercholestérolémie, la spasmophilie, la colopathie fonctionnelle, la maladie de Crohn, la gastrite, l'acné, la dermatite atopique (eczéma constitutionnel), l'urticaire, le psoriasis, la bronchite chronique, l'asthme…

Et le cancer ?

Le Dr Seignalet a étudié les effets de son régime ancestral sur 1 200 personnes (qui ont suivi ses conseils alimentaires pendant 5 ans ½ en moyenne) avec des résultats incontestables. Seulement 3 personnes ont développé un cancer.

- Une femme opérée deux ans auparavant d'un cancer du sein qui a eu des métastases osseuses.
- Une femme en rémission complète de sclérose en plaques qui a développé un cancer du sein.
- Une femme atteinte d'un cancer de l'estomac.

« La diététique n'est donc pas une assurance à 100 % contre le cancer » explique le Dr Seignalet. Mais d'après les statistiques officielles, parmi les 1 200 patients volontaires pour son étude, 30 « auraient dû » développer un cancer. Seulement 3 ont été atteints par la maladie. C'est donc un véritable succès !

Si vous avez le courage de lire l'ouvrage du Dr Seignalet, *L'Alimentation ou la troisième médecine* (car il s'agit d'un « pavé » de plus de 600 pages), vous serez sans aucun doute convaincu que chacun d'entre nous aurait tout intérêt à retrouver un régime de type originel.

Dans ce livre, le Dr Seignalet donne une liste complète des aliments interdits, déconseillés et autorisés pour suivre son régime, ainsi que toutes les explications scientifiques de sa méthode. Il expose par ailleurs, une à une, les maladies pour lesquelles il a étudié les effets de son régime alimentaire, avec leur origine possible, les connaissances actuelles, les remèdes utiles…

L'EXPÉRIENCE DU DR LALLEMENT

Chirurgien amené à pratiquer de plus en plus d'interventions pour soigner des patients atteints de cancers et des patients de plus en plus jeunes, le Dr Lallement a cherché à comprendre les mécanismes d'une telle « épidémie ». En établissant les bilans nutritionnels de ses patients, il s'est aperçu que l'alimentation jouait un rôle clé dans le développement de la plupart des maladies chroniques. Il en a tiré des conclusions donnant lieu à son ouvrage : *Les Clés de l'alimentation santé* (2012).

L'inflammation chronique

Pour le Dr Lallement, toutes les maladies chroniques, aussi bien les maladies cardio-vasculaires que les cancers, les maladies auto-immunes ou la dépression sont la conséquence d'un même processus biologique : l'inflammation chronique. Et il mise sur l'alimentation pour la limiter, en tenant compte du fait qu'il existe des aliments responsables d'une inflammation, qui ont une action toxique, mais aussi des aliments « anti-inflammation », qui ont donc un effet protecteur sur la santé, et des états d'intolérance à certains aliments, également à l'origine d'une inflammation chronique. →

Les intolérances alimentaires

D'après le Dr Lallement, les intolérances alimentaires sont bien plus fréquentes qu'on ne le soupçonne. Pour lui, un quart de la population générale serait touché et un tiers des malades du cancer qu'il prend en charge en serait victime. Les aliments plus particulièrement concernés sont :

- les céréales, en particulier le blé ;
- les produits laitiers ;
- les œufs ;
- les aliments exotiques : vanille, café, kiwi, etc.

On retrouve ici les grandes lignes du régime prôné par le Dr Seignalet. Comme lui, le Dr Lallement recommande l'éviction des aliments le plus souvent mis en cause (le gluten et/ou les produits laitiers en général), même s'il convient qu'il est très difficile de conserver un tel régime dans notre société où ce type d'aliments constitue souvent la base du régime alimentaire. C'est pourquoi il propose à chacun de modifier son régime alimentaire pour restaurer sa flore et sa barrière intestinales et de soigner son hygiène de vie pour agir sur les causes profondes de l'inflammation chronique.

Les aliments santé, les aliments danger

Là aussi, le Dr Lallement, comme le Dr Seignalet, met en garde contre les cuissons à haute température qui transforment les aliments et en rendent certains toxiques. Il rappelle qu'il existe de bonnes graisses (les oméga 3, par exemple), et de moins bonnes (les graisses saturées), de bons sucres (les fameux sucres lents des légumineuses, par exemple) et de moins bons (les « sucreries »). En revanche, tous les fruits et légumes frais, d'autant plus quand ils sont crus, sont fortement conseillés, ainsi que les produits non raffinés, riches en micronutriments.

QUELQUES IDÉES POUR LA REPRISE ALIMENTAIRE

Évidemment, il ne s'agit pas de recettes pour jeûner… mais de conseils pour prolonger les bienfaits de votre jeûne en reprenant progressivement une alimentation « normale », des conseils que vous pouvez appliquer à tout moment pour rester en bonne santé.

DES INGRÉDIENTS DE QUALITÉ

Que vous sortiez d'un jeûne ou non, il est essentiel que vous choisissiez vos aliments les plus frais possibles, les plus « locaux » possibles, et les plus bio possibles ! Ensuite, sachez que la simplicité, en cuisine, peut faire des miracles…

DES CRUDITÉS EN ABONDANCE

Notre civilisation de constipés devrait se poser les bonnes questions. Pourquoi leur transit intestinal fonctionne-t-il au ralenti ? Parce qu'il subit une alimentation faite de sucres et de céréales raffinés qui ressemblent, dès qu'on les mélange à du liquide, à de la colle… Et il est tout à fait logique que le transit intestinal soit ralenti. Les fibres, quant à elles, se font de plus en plus rares… Boire davantage et manger des fruits et légumes – en gardant les fruits crus pour un repas à part entière, loin des autres aliments, au goûter par exemple – serait sans doute une bonne mesure. Les fruits crus (ainsi que les tomates et les yaourts) perturbent la digestion lorsqu'ils sont consommés en même temps que les autres aliments.

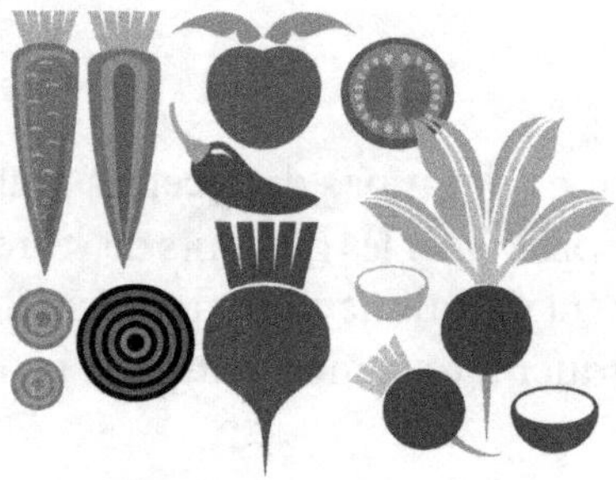

DES ALIMENTS « NATURE » ET VARIÉS, PRINCIPALEMENT VÉGÉTAUX

Vous êtes sevré des excitants, des aliments salés et des goûts fortement épicés. C'est le moment idéal pour réapprendre à vos papilles la subtilité, pour leur faire redécouvrir des goûts oubliés. Autant de raisons de miser sur la qualité des aliments que vous choisirez. Les aliments d'origine animale ne doivent pas être réintroduits immédiatement après le jeûne. Si vous pouvez patienter un peu, c'est mieux. Et si vous décidez de limiter au maximum la consommation de lait de vache et de ses dérivés, vous vous en porterez certainement mieux.

LA CUISSON À LA VAPEUR DOUCE

Après un jeûne, vous mangerez beaucoup de légumes, sous forme de crudités ou cuits. Pour la cuisson, l'idéal est un cuiseur à vapeur douce (cela coûte assez cher – on en trouve dans les salons bio et dans certains magasins de produits naturels – mais on peut pratiquement tout y faire cuire et c'est inusable !) qui préserve non seulement la saveur et la couleur des aliments, mais aussi les vitamines et un maximum de minéraux. Avec ça, vous faites cuire des carottes qui gardent leur croquant et leur sucré !

UNE SAUCE POUR TOUT

Pour les crudités comme pour les légumes cuits, préparez-vous une seule sauce, en changeant sa formule chaque jour !

- Vous pouvez y mettre, comme base, un mélange d'huile d'olive et de colza.
- Évitez le vinaigre. Remplacez-le par du jus de citron ou bien un jus de légumes lactofermentés (jus de céleri, de choucroute, de carotte, mélange de plusieurs de ces jus…).
- Vous ajoutez quelques fruits secs oléagineux : des noix, des pignons, des graines de tournesol ou de courge.
- Vous pouvez y écraser un demi-avocat bien mûr.
- Coupez des fines herbes fraîches (estragon, coriandre, persil, basilic, ciboule, ciboulette…) ou bien des fanes de radis, de carottes, des petits oignons blancs (y compris la partie verte !). Vous pouvez en associer plusieurs. Ajoutez-les à votre sauce au gré de vos envies.

NE SALEZ PAS AVEC N'IMPORTE QUOI

Nous consommons trop de sel ! Si vous voulez éviter la rétention d'eau et ne pas souffrir d'hypertension, contrôlez vos apports de sel (et buvez davantage d'eau !). Et, si vous devez employer du sel (certains plats ne peuvent pas s'en passer au risque d'être vraiment fades !), choisissez du sel de mer (de la fleur de sel par exemple) ou du sel riche en minéraux comme celui de l'Himalaya.

DES CÉRÉALES BIEN CHOISIES

Optez en priorité pour les farines de sarrasin, de riz, de quinoa, de petit épeautre, de pois chiche ou de châtaigne pour réaliser des galettes, des gâteaux, des boulettes de légumes. Que vous cherchiez une consistance épaisse pour faire des boulettes de légumes ou plus fine pour de simples crêpes, partez d'une base de farine (ou de plusieurs farines associées) mélangée à un peu d'huile d'olive (une cuillerée à soupe par 100 g de farine environ), une pincée de sel et de l'eau tiède. Faites toujours cuire sans gras et à feu très doux quand il s'agit de galettes ou de crêpes.

Pour les boulettes de légumes, émincez et ajoutez tous les légumes de saison qui vous émoustillent les papilles et incorporez-les à la pâte assez ferme. Pour les cuire, faites chauffer de l'eau et, lorsqu'elle frémit, plongez les boulettes dans la casserole (émaillée de préférence). Inutile de chronométrer : elles sont cuites lorsqu'elles remontent à la surface.

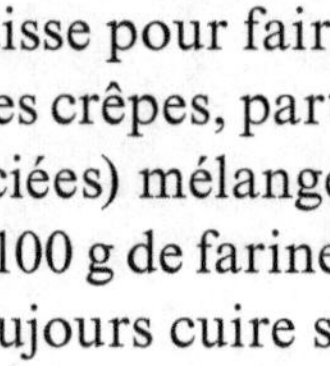

JEÛNE ET RANDONNÉE

Aujourd'hui, en France, il n'existe pas de structure médicale proposant des jeûnes thérapeutiques et la pratique d'un tel « régime » est encore loin de faire l'unanimité auprès des professionnels de la santé, malgré les preuves de plus en plus nombreuses de son intérêt. Les responsables de la mission interministérielle chargée de lutter contre les sectes ont tôt fait de classer dans la catégorie des sectes toutes les pratiques qui pourraient nuire aux multinationales de la santé. Le jeûne, qui non seulement ne rapporte rien à l'industrie pharmaceutique, mais va aussi à l'encontre des bénéfices de l'agroalimentaire, est une cible toute trouvée. Malgré tout, les centres dans lesquels on peut pratiquer un jeûne sont de plus en plus nombreux, en particulier dans le cadre d'une pratique qui gagne chaque année des adeptes : le jeûne couplé à l'activité physique. Aussi étonnant que cela puisse paraître, on a l'énergie nécessaire pour faire plusieurs kilomètres de randonnée par jour tout en jeûnant. Ces semaines de stage qui durent généralement une semaine sont proposées à des personnes en bonne santé ! Car, vous l'avez compris, en France, il n'est pas question d'employer le jeûne pour soigner. Or, en Allemagne ou dans certains pays d'Europe de l'Est, les pratiques sont bien différentes : le jeûne est considéré comme une pratique médicale à part entière. On entre en clinique pour jeûner. Cette diète complète est employée en cas de maladies métaboliques autant que pour soigner des troubles psychiques, aussi étonnant que cela puisse paraître.

En France, si l'on veut jeûner en étant encadré par des personnes qui connaissent bien cette méthode, avec qui on se sent en confiance, on a tout intérêt à s'inscrire pour un stage d'une semaine. Rien de tel que le bouche à oreille pour trouver l'endroit qui vous sera le plus adapté (en fonction des efforts de marche demandés, de l'intérêt du site, du confort de l'accueil, du profil des organisateurs ou des activités proposées…). Pour ma part, je suis déjà allée plusieurs fois chez mes amis Gertrud et Gisbert Bölling, dans la Drôme, mais aussi dans le Loiret chez Martine Destin (sur terrain plat dans la forêt et randonnée suivie d'un bain dans le jacuzzi !) ou encore en Bretagne.

Les stages ont en commun de proposer un encadrement rassurant : on sait que les gens qui nous accueillent connaissent les petites difficultés qui se présentent parfois et savent vous aider à les surmonter. Autre intérêt non négligeable : on n'est pas seul. Tous dans la même aventure, on se soutient, on s'entraide, et on rencontre bien souvent des personnes avec lesquelles on se lie d'amitié. Il est sans aucun doute bien plus facile de se lancer dans un jeûne quand on est ainsi entouré et épaulé.

UNE SEMAINE DANS LA DRÔME

Quand j'ai décidé de suivre mon premier jeûne en randonnée, j'ai choisi la Drôme provençale pour plusieurs raisons. D'abord, parce que le « centre » est tenu par des précurseurs en France, Gertrud et Gisbert Bölling, des personnes qui en ont formé d'autres et dont la constance a permis le développement de la méthode. Et puis j'avais envie de connaître l'endroit. J'y ai découvert des chemins parsemés de plantes sauvages, de thym, de lavande, de serpolet, d'ail sauvage, d'églantines et de genêts en fleurs, un endroit paradisiaque. Chaque jour, j'ai noté notre parcours pour que vous ayez un aperçu de ce que l'on peut vivre dans ce type de stage. Ce livre sur le jeûne était largement « entamé » lorsque je suis allée jeûner à Léoux et, au départ, je voulais surtout y présenter le jeûne « gratuit », celui que l'on fait chez soi en toute liberté, sans avoir à débourser le moindre centime. Mais j'avoue que ce séjour en pension « complète » (pour une somme qui reste malgré tout accessible à bien des gens, surtout quand on choisit la formule la plus simple, en dortoir comme à la colo !) m'a convaincue que l'investissement valait vraiment la peine. Car on ne jeûne pas seulement. On rencontre des gens intéressants et on partage des moments inoubliables.

MON EXPÉRIENCE AU JOUR LE JOUR

Chez les Bölling, les stages durent du samedi au samedi. Mais la formule est souple et leur devise, c'est « quand vous êtes prêt, on est prêts ! ». Donc, vous pouvez débarquer le jour de votre choix et les organisateurs s'adaptent.

Je n'y suis pas allée toute seule à ce stage. Juste avant de m'y inscrire, j'ai fait un tour du bureau pour voir s'il y avait des volontaires ! Et Maryse, qui m'aide chaque jour à répondre aux courriers des lectrices et lecteurs, s'est décidée à venir, elle aussi.

La préparation

La semaine précédant le stage, nous avons progressivement réduit notre alimentation, plus de viande d'abord, plus de thé ni café, ni de produits laitiers (mais ça, nous n'en prenions pas tellement, ni Maryse ni moi, donc ce ne fut pas un problème). Et puis on a veillé à vider plusieurs fois notre bouteille d'eau chaque jour… Nous étions prêtes !

Le samedi, jour de début de stage !

Quelques cerises pour seul repas, dans le train, et nous arrivons en début d'après-midi en gare de Valence. Nous récupérons deux autres « curistes », venues de Toulouse et de Nice.

Gisbert Bölling est au rendez-vous et nous amène à Léoux, notre lieu de séjour.

Nous nous réunissons dans une salle, autour d'une table ovale. Trois participants sont déjà là : un couple et un homme seul. Le couple a commencé le stage mercredi, l'homme seul entame sa deuxième semaine de randonnée. D'autres arrivent petit à petit tandis que Gisbert nous explique les bienfaits du jeûne, nous parle de ses voyages, des congrès auxquels il s'est rendu…

Et le groupe se complète au fur et à mesure, des habitués et des nouveaux, qui arrivent en voiture de Neuilly, d'Annecy, de Blois, d'Avignon…

La purge : attention, c'est puissant !

Lorsque tout le monde est là (il est plus de 18 heures), Gisbert nous explique l'intérêt de la purge. Il s'agit de se mettre le plus rapidement possible en situation de jeûne. Or, même si on a réduit notre alimentation ces derniers jours, notre intestin est encore bien garni. Il faut considérer l'intestin comme « extérieur » à l'organisme, c'est-à-dire que tout ce qui est encore dedans doit être, soit assimilé, soit évacué. Avec une purge, on « nettoie » tout ça et l'organisme est d'emblée obligé de puiser dans ses ressources profondes, autrement dit les graisses !

Il semble bien qu'on n'ait pas le choix... Ça fait partie de la méthode. On a le choix du breuvage : chlorure de magnésium ou sulfate de sodium. Très amer ou très salé, absolument imbuvable dans les deux cas, mais on s'encourage mutuellement tout en faisant un tour de table et en se présentant.

Des profils très différents

Nous serons finalement une douzaine pour le jeûne. Dans ce groupe, on trouve des gens très différents les uns des autres, des personnes qui voudraient se lancer dans l'organisation de stages de jeûne et randonnée en Ardèche, un sportif qui voudrait se débarrasser de sa rhinite chronique, un couple de bons vivants qui vient chaque année depuis 4 ans pour remettre un peu les pendules de leur organisme à l'heure (et qui ont tous les deux arrêté de fumer à la suite d'un jeûne). Certaines personnes veulent mincir, d'autres se sentir mieux dans leur tête...

De quoi sommes-nous faits ?

Il est plus de 20 heures et vient le moment de la « pesée ». À la vue de la balance, en entrant, certains ont paru un peu surpris. Quand on a l'espoir de mincir (et donc qu'on se trouve un peu « enveloppé »), on craint forcément de devoir se peser en public ! Mais il n'en est rien. Gisbert nous explique que cette formalité lui permet d'établir des statistiques et de voir ce qui se passe pour chacun des participants. Car il ne s'agit pas d'une simple balance, mais d'un outil très perfectionné qui calcule notre masse maigre, notre masse grasse, notre graisse viscérale, notre taux de protéines, notre eau, le poids de nos os...

Grâce à cette machine et avec les courbes des moyennes européennes, Gisbert a mis au point un logiciel informatique qui lui fournit de nombreux éléments. Ça commence par notre cote de survie, c'est-à-dire le nombre de jours où nous pourrions rester sans manger (à condition de boire de l'eau, bien sûr), un calcul effectué à partir de notre taux de graisses corporelles. Avec son logiciel, il calcule également notre indice de masse corporelle, notre métabolisme de base (le nombre de calories que notre organisme « brûle » chaque jour si nous n'avons aucune activité). Avec tous les éléments, il nous donne, finalement, notre « âge métabolique », en se référant à la moyenne européenne.

Je me retrouve avec 19 ans d'âge biologique (contre le double dans la réalité !). D'autres, avec des chiffres supérieurs à la moyenne, n'ont pas cette chance, mais ils ont l'espoir de rajeunir au cours des prochains jours (et c'est bien ça le défi à relever !). Chacun sait à peu près où il va car notre « fiche » indique ce que nous allons probablement perdre durant ce stage : combien de kilos en tout, et combien de kilos de graisse, surtout !

Nous découvrons notre dortoir. Dans le nôtre, nous serons quatre filles ! Une petite tisane et au lit !

Dimanche

Gisbert nous attend, à 10 heures, pour une distribution de jus de fruits (1/5e de la bouteille que l'on remplit ensuite d'eau) et une « mise en jambes », randonnée légère pour commencer. Je ne prends que de l'eau, l'idée du jus de fruits ne me tente pas. La mise en route est difficile et l'une des vaillantes jeûneuses décide de faire demi-tour au bout de 20 minutes. Gisbert trouve les mots pour la persuader de continuer. On fait des pauses souvent, les paysages sont magnifiques, de vieilles bergeries, des plantes aromatiques, des genêts en fleurs… On discute un peu (sauf dans les côtes) et la petite bande déambule ainsi tout l'après-midi. On s'arrête chez un jeune « voisin » producteur de plantes médicinales, Fabrice. Il est en train de récolter le thym accompagné de sa chienne, Croquette. Il en a des centaines de pieds, et puis de la sauge, de la menthe, de la mélisse, de la lavande… Tout cela parsemé de coquelicots…

De retour au gîte, nous prenons une bonne douche. Le temps de se reposer un peu et nous avons rendez-vous pour un exposé sur la kinésiologie. C'est une praticienne de Villeperdrix, le village dont dépend le hameau de Léoux, qui nous en parle. Nous l'écoutons avec attention, notre bol de bouillon dans les mains. Ce soir, au menu, décoction de raifort, oignon, cumin et sauge.

Lundi

Ce matin, ce n'est pas Gisbert qui arrive à 9 heures, mais Nicola, sa fille, et Gertrud, sa femme. Tout le monde randonne ce matin jusqu'à Villeperdrix. Une heure et demie plus tard, nous arrivons au village. Sous un tilleul chargé de fleurs, quelques bancs nous accueillent à l'ombre. À quelques mètres, nous rechargeons nos réserves d'eau à la fontaine. Le groupe se divise : certains retournent au gîte pour une séance d'hydrothérapie du côlon, d'autres ont rendez-vous chez la kinésiologue, d'autres partent à la découverte des montagnes… Gertrud, le soir, fait un exposé sur la reprise après le jeûne.

LA KINÉSIOLOGIE

Saviez-vous que vos muscles étaient incapables de mentir ? C'est ce que montre la kinésiologie. Un exemple : demandez à une personne de tendre un bras le long du corps et le soulever en formant un angle de 45° environ. Appuyez sur son bras pour le faire baisser et demandez-lui de résister. Demandez-lui alors de dire « je m'appelle X », X étant son prénom. Son bras résiste à votre pression. Puis demandez-lui de dire « je m'appelle Y », Y étant cette fois votre prénom. Le bras cède sous votre pression : le muscle sollicité n'a pas été dupe de ce mensonge !

Cette « franchise » de vos muscles n'est pas utilisée en kinésiologie comme détecteur de mensonges ! Non, le kinésiologue teste vos muscles et se base sur une théorie proche des médecines orientales, les muscles étant reliés à des organes particuliers et des émotions. Il découvre ainsi vos déséquilibres et, par différents moyens (massages, fleurs de Bach...), tente de faire circuler harmonieusement vos « énergies ». Cette méthode est employée pour lutter contre le stress, les insomnies, les migraines... mais aussi pour faire taire certaines douleurs musculaires ou encore pour vous aider à reprendre confiance en vous. Une « branche » de la kinésiologie est aussi très efficace pour aider les enfants qui ont du mal à suivre pendant leur scolarité : le « brain gym ». La technique se base ici sur la pratique de mouvements « croisés » qui facilitent la concentration, et minimisent les difficultés d'apprentissage.

Mardi

Après une bien meilleure nuit, seuls les mollets rechignent, mais c'est de ma faute : le reste du temps, je reste derrière mon ordinateur ou presque. Comme le dit Gertrud : « Mes mollets me parlent. » Ils disent qu'ils méritent de faire ça plus souvent ! Ce matin, départ à 9 heures en voiture pour le lac de La Motte-Chalancon. Sur place, cours de gym « mise en route », quelques points essentiels de réflexologie plantaire... La randonnée sera courte aujourd'hui car, sur le chemin, une charmante rivière nous tend les bras. On s'assoit dans ses galets pour se faire masser le dos dans une eau à la température adéquate !

De retour au gîte, on a le temps de faire une petite sieste, puis une femme médecin vient nous parler du jeûne et de ses bienfaits. Après un exposé sur le jeûne et l'hydrothérapie du côlon, elle laisse place à un musicien pour un cours de djembé.

Mercredi

La nuit fut entrecoupée de réveils. Mais, passé les premières minutes, tout le monde est de bonne humeur, prêt à « affronter » une nouvelle journée de marche. Avant de partir pour la randonnée, Gertrud nous réunit en une ronde, on se donne la main, on chante, on danse. Évidemment, vu de l'extérieur, ça peut paraître bizarre... Mais ça nous met bien en route et Gertrud est toujours si gaie, si dynamique, qu'elle nous communique son entrain. Nous partons pour un col. Ça monte dur : chacun va à son rythme. Le groupe s'est scindé en deux, les « rapides » sont partis en éclaireurs. Finalement, quand on arrive enfin au col, ils sont déjà repartis vers d'autres aventures ! Peu importe, nous nous allongeons à l'ombre des buissons pour une petite sieste bien méritée.

UNE AUTRE IDÉE DE L'OSTÉOPOROSE

La théorie de Guy Rolland sur l'ostéoporose mérite le détour. Pour lui (mais il est rejoint en cela par bien des spécialistes « éclairés »), l'ostéoporose n'a rien à voir avec la ménopause... Notre alimentation, qui « fabrique » une acidité intestinale, oblige l'organisme à puiser dans ses réserves minérales (et c'est dans nos os qu'il va chercher le calcium !) pour rétablir un pH supportable. Manger des céréales complètes, boire davantage (d'eau), éviter les viandes « à quatre pattes »... seraient autant de bonnes résolutions pour conserver un squelette en bon état. En cas d'ostéoporose (ou de fracture), il conseille, par ailleurs, des cures de « calcium de poule » : le soir, vous faites cuire un œuf dur puis vous le mettez dans un verre de petit diamètre (afin que l'œuf y entre tout juste) et vous remplissez le verre de jus de citron. Le matin suivant, vous retirez délicatement l'œuf du verre (sa coquille s'est affinée, grignotée par l'acidité du citron, mais vous pouvez le manger sans aucun problème le jour même ou les suivants) et vous buvez le jus de citron chargé du calcium de la coquille. Vous recommencez l'opération deux fois par semaine pendant trois semaines puis vous faites une pause de trois semaines et ainsi de suite. Et, pour bien fixer tout ce calcium, vous prenez, en complément, de la silice sous forme de décoction d'avoine complète (que vous filtrez, puis vous donnez les grains d'avoine aux oiseaux), de prêle (décoction, gélules, ampoules...) ou de bambou (gélules)...

On repart vers 13 h 30. La descente est plus facile. À 14 h 30, on est déjà arrivés au gîte et chacun prend une bonne douche. Ce soir, on attend la visite d'un cultivateur de thym.

En attendant, on participe à un « atelier cristallisation ». Il s'agit de faire des dessins avec des craies grasses selon des indications précises. La base du dessin consiste à tracer un cercle et à en marquer le centre, puis on décline selon quatre thèmes : d'abord des flocons, puis le bonheur, puis la tristesse, et enfin notre avenir.

Guy Rolland, « paysan » cultivateur de plantes médicinales et autres trésors du pays, vient ensuite nous parler de santé, et de remèdes qu'il connaît bien. Il passe en revue tous les petits et gros soucis de la vie quotidienne et nous donne, pour chacun d'eux, des idées de remèdes traditionnels efficaces.

Jeudi

Difficile nuit. Avec le jeûne, on ne dort pas très bien, mais on n'est toujours pas, pour autant, fatigué dans la journée. C'est déjà ça ! Au programme aujourd'hui, il y a la montagne d'Angèle (1 500 mètres d'altitude), ça promet !

Départ vers 9 h 15. On en bave dès le début. Ça grimpe bien. Gertrud veille sur ceux qui ferment la marche et sa présence est vraiment rassurante. De temps en temps, on fait une petite pause à l'ombre. Après 5 kilomètres de marche en montant régulièrement, on arrive au premier point de ralliement, une bergerie. Petit repos et on gagne la crête. C'est difficile mais ça ne dure que 10 minutes et là, un vrai paradis. Une vue à 180° avec d'un côté le Mont Ventoux, de l'autre les Alpes au loin, par terre du thym et de l'ail sauvage, du serpolet, de la joubarbe des toits… Paradis bien mérité. On suit la crête, au bord du ravin. Au bout de la crête, la descente commence. Contrairement à l'habitude (où l'on descend en bavardant tellement le plaisir est grand !), on grimace tant et plus. La descente raide dans les cailloux tétanise nos quadriceps ! Maryse rêve de remonter tellement c'est douloureux ! On est finalement de retour au gîte à 15 h 30, épuisées ! Je prends une douche et je m'endors instantanément.

Ce soir, Gertrud arrive pour notre cours de cuisine. Elle moud la farine et fait des gaufres, aux légumes et sans, sous nos yeux de jeûneurs. On écoute et on note. On finit la séance avec des tas de bonnes recettes inscrites dans nos cahiers !

Vendredi matin

Ce matin, nous allons voir évoluer des vautours fauves, moines, gypaètes et grands corbeaux. Deux guides nous attendent à l'endroit idéal pour voir les vautours. Nous sommes en haut de la falaise, la vue est magnifique. Au début, on a vu les vautours posés sur les bords de falaises, en contrebas, puis ils se sont mis à décoller, au moins cinquante, passant en haut, en bas, tout proches de nous, c'est vraiment surprenant d'en voir autant et de si près.

Mais aujourd'hui, c'est aussi le jour de la reprise alimentaire progressive et, après quelques heures de marche en montagne jusqu'à une petite chapelle, on sort les préparations de graines de lin trempées et pruneaux que l'on déguste sous un tilleul avec bonheur. Les graines de lin croquent un peu sous la dent, on apprécie davantage le goût des pruneaux.

On rentre ensuite à Léoux.

Vendredi soir

Ce soir, premier grand repas ! Gertrud fait son apparition avec des plats garnis de carottes râpées, salade, sauce aux herbes, et puis des pommes de terre qui chauffent dans la cuisine. Elle nous quitte rapidement, mais avec un petit mot gentil pour chacun. Elle doit partir tôt le lendemain pour animer un stage dans une autre région. Guy, notre « ami paysan », nous rejoint et partage le repas avec nous. On mâche consciencieusement, on savoure…

L'heure est venue de faire le bilan ! On se pèse, on analyse les données. Je n'ai plus que 14 ans d'âge biologique, « plus de carte d'électeur ! » me dit Gisbert, et j'ai perdu 8,7 % de mon poids total, plus que prévu : 1,8 kg de graisse (voyez un peu ce que ça fait en plaquettes de beurre – j'imagine une pile de 7 plaquettes de beurre et ça me fait bien plaisir !) et plus de 2 kg d'eau croupie. Tout le monde semble ravi de ses bons résultats !

Samedi

La troupe arrive au compte-gouttes dans la salle commune puis Gisbert apporte des gaufres bien épaisses et des graines de courge. On déguste en mâchant longuement. Il est temps de repartir à la gare… Gisbert nous y conduit et s'apprête à reprendre un « chargement » de stagiaires pour la semaine qui suit… De retour à la maison, nous avons suivi pendant 15 jours un régime assez strict, en évitant tout aliment animal, les excitants, l'alcool, en mangeant les bons fruits et légumes de saison… Tous les affolés qui pensaient nous voir revenir cadavériques ont été épatés de notre bonne mine (toutes ces randonnées en plein air et au soleil nous avaient donné de belles couleurs !) même si certains n'ont pu s'empêcher de nous trouver les joues creusées ! Y aurait-il des jaloux ? Nous, nous étions fières de notre stage, et notre forme, après ce jeûne, suffisait à « moucher » les alarmistes et à faire disparaître les dernières réticences de nombreuses personnes de notre entourage.

LE FASTING : UN JEÛNE COURT ET RÉPÉTÉ

En français, on appelle ça du jeûne intermittent et, en ce moment, il est très en vogue.

Contrairement au jeûne, dont le but premier est de retrouver une bonne santé physique et morale, le fasting vise un autre objectif : maigrir, le tout n'étant pas incompatible, loin de là, et c'est un bon moyen de mincir tout en étant en meilleure santé.

Cette méthode consiste simplement à faire des jeûnes de très courte durée (moins de 24 heures le plus souvent).

C'est ce que proposait en son temps le Dr Dewey (voir p. 122) avec son jeûne de 16 heures, même si, pour lui, il s'agissait toujours de supprimer le petit-déjeuner et, surtout, de faire ce « mini-jeûne » tous les jours. Avec le fasting, on ne jeûne pas tous les jours, même si on le pratique de manière fréquente et régulière. Et on adapte la « technique » en fonction du meilleur moment pour se passer de manger, tout cela en fonction de son propre tempérament, de ses habitudes de vie, de ses occupations, etc.

Car, oui, nous sommes tous différents… Et si le petit-déjeuner est un repas dont certains n'ont aucun mal à se passer, pour d'autres, il est bien plus simple de se coucher sans dîner.

D'ailleurs, c'est ainsi que l'on met le plus facilement en application le régime 5.2, autrement dit le régime Fast*, une bonne façon de mettre en pratique le fasting pour perdre du poids tout en étant en grande forme.

Il s'agit de choisir deux jours dans la semaine où l'on ne mange pas… Oui, deux jours sur sept (ce qui vous laisse cinq jours pour vous régaler sans frustration).

Le système est assez simple puisqu'il consiste à ne rien changer à vos habitudes alimentaires pendant cinq jours de la semaine et à vous restreindre les deux autres. Durant ces deux jours, vous vous limitez à 500 calories si vous êtes une femme, 600 si vous êtes un homme. Mais vous pouvez aussi, si vous avez beaucoup de poids à perdre et un peu de courage, opter pour un vrai jeûne de 24 heures.

Généralement, on choisit, pour restreindre son alimentation, les deux jours de la semaine où l'on est sûr de ne pas devoir accepter d'invitation. On évite si possible les jours de week-end, souvent l'occasion de repas en famille ou entre amis. Choisissez deux jours de la semaine, par exemple le lundi (pour commencer la semaine tonique !) et le jeudi (pour une bonne répartition des efforts !). L'important, c'est que vous déterminiez les jours qui sont pour vous les plus adaptés. Ensuite, vous vous y tenez, sauf bien entendu si, un jour, vous ne le sentez pas du tout (trop de stress, de fatigue) ; dans ce cas, autorisez-vous à reporter la journée. Mais faites en sorte que cela reste exceptionnel.

---

* Lire aussi *Le Régime Fast*, Dr Michael Mosley et Mimi Spencer, Leduc.s Éditions.

Et comment faire pour que ce jeûne intermittent soit le plus facile possible ? En commençant à jeûner le soir…

Imaginons que vous décidiez de jeûner le mardi et le vendredi, deux jours de semaine où vous êtes le moins sollicité pour des repas (d'affaires, de familles, entre amis…). Le lundi soir, vous vous contentez d'un bouillon et d'une soupe légère. Le lendemain, vous oubliez votre petit-déjeuner et vous contentez d'une tisane, vous faites de même le midi et vous mangez à nouveau normalement le soir. Et vous recommencez le jeudi soir avec votre soupe légère ou votre bouillon, jusqu'au bon dîner du vendredi soir, bien mérité pour terminer la semaine.

L'intérêt de ce type de régime, c'est que vous ne focaliserez pas sur des aliments « interdits », puisque ce que vous ne mangez pas le mardi, vous pourrez le savourer le mercredi (par exemple !). La contrainte est donc assez facile à supporter. Et, pour commencer, vous pouvez ne pas jeûner totalement, mais prendre un jus de fruits le matin, une purée de légumes le midi… Durant vos deux jours de restriction, oubliez les chips et le chocolat pour vous concentrer sur les brocolis (34 calories aux 100 grammes), le fenouil ou les tomates (20 calories) et des végétaux en quantité. Un yaourt nature ne « pèse » que 55 calories, une douzaine d'huîtres, c'est 110 calories, 100 grammes de cabillaud, moins de 80 calories… Vous avez quand même du choix. Mais attention, une cuillerée d'huile, c'est 100 calories et comptez 70 calories pour une noix de beurre…

Avec un tel régime, vous perdez du poids sur le long terme, ce qui est le motif premier de vos efforts, et vous ne perdez pas de muscle, vous réduisez vos risques de diabète, de cancer, de maladies cardiovasculaires tout en ayant davantage d'énergie. Et côté amincissement, comptez environ 2 kg de moins par mois.

LES QUESTIONS LE PLUS SOUVENT POSÉES SUR LE JEÛNE

QUAND JEÛNER ?

La première fois, ce sera quand vous serez convaincu que cela vous fera le plus grand bien. Ensuite, vous jeûnerez quand vous en ressentirez le besoin ! Il n'y a pas une saison meilleure qu'une autre, même s'il faut savoir que, lorsque vous jeûnerez, vous serez plus sensible au froid. Si vous jeûnez en hiver, il vous suffit de mieux vous couvrir et de mettre une bouillotte au fond de votre lit. Bien sûr, une semaine de jeûne à chaque nouveau printemps, au moment où il faut évacuer les « réserves » que l'organisme n'a pas utilisées pendant l'hiver, serait l'idéal, mais il faut aussi que cela corresponde aux possibilités matérielles, et chacun doit apprendre à écouter son organisme et à lui offrir ce repos quand cela lui semble nécessaire.

QUI PEUT JEÛNER ? Y A-T-IL UN ÂGE POUR JEÛNER ?

Il ne s'agit pas, ici, de préconiser le jeûne chez les enfants (bien qu'il ait été conseillé, avec succès, à de jeunes patients par certains médecins). Ce livre s'adresse à des adultes responsables qui désirent prendre leur santé en main (pas forcément celle de toute la famille). Les nourrissons, vous l'aurez sans doute remarqué, perdent l'appétit lorsqu'ils sont malades. Ne les gavez pas ! Leur petite nature réagit en fonction de ses besoins et ils retrouveront l'appétit une fois guéris. Bien entendu, si leur état ne s'améliore pas rapidement, faites appel au médecin. Ne jouez pas à l'apprenti sorcier. Mais essayez de vous débrouiller pour les petits rhumes qui ne nécessitent pas forcément toujours l'intervention d'un médecin.

FAUT-IL « AVOUER » QUE L'ON JEÛNE ?

Chacun fait ce qui lui plaît, sachant que vous aurez toujours les oiseaux de mauvais augure et les envieux pour, soit se moquer, soit vous traiter d'illuminé. Si vous êtes prêt à l'assumer, pas de problème, sinon, attendez la fin du jeûne pour expliquer pourquoi vous avez une si belle peau, vous êtes aussi en forme et de bonne humeur.

FAUT-IL CHANGER D'ENVIRONNEMENT ?

Tout dépend de votre entourage. Nous sommes tous plus ou moins entourés de pessimistes prêts à nous annoncer la pire des catastrophes dès que l'occasion se présente. Si vous voulez faire un jeûne, fuyez ce type de personnes et suivez les conseils de Sinclair, écrivain américain du début du XXe siècle et défenseur du jeûne (qui l'avait guéri de maux de tête terribles et de troubles intestinaux chroniques) : « Le jeûneur ne devrait pas avoir autour de lui des tantes et cousins terrifiés qui lui diront qu'il ressemble à un cadavre, que son pouls est inférieur à 40 et que son cœur peut s'arrêter de battre au cours de la nuit. » Cela est valable également pour les bons amis et collègues de bureau. Si vous craignez leurs réactions, allez jeûner ailleurs pour être tranquille ! Si vous devez « nourrir » toute une famille matin, midi et soir, difficile de jeûner. Prenez un moment pour vous, loin des contraintes et des habituelles obligations culinaires…

COMMENT FAIRE TAIRE L'ENVIE DE MANGER ?

Vous avez l'impression que votre estomac crie famine ? Il ne s'agit que d'une impression, mais il faut y remédier si vous ne voulez pas craquer. Buvez lentement un verre d'eau, ou bien massez-vous le ventre, ou bien encore, posez une bouillotte bien chaude sur le haut de votre abdomen. Cela devrait suffire à calmer cette désagréable impression. Quand on fait un régime et que l'on doit diminuer les quantités de nourriture, le corps « réclame » ce qui lui manque par rapport à sa dose habituelle (et on est frustré !). Quand on jeûne, après un ou deux jours, l'organisme comprend : il ne demande plus rien !

QUE BOIRE ET QUAND ?

Vous supprimez toutes les boissons à l'exception de l'eau et des tisanes (sans sucre évidemment). Si vous suivez un jeûne modifié (Buchinger), vous prenez aussi un peu de jus de fruits le matin (20 cl) et un bouillon de légumes filtré le soir. Buvez de toute façon un à deux grands verres d'eau au lever et, en tout, au moins 2 à 3 litres d'eau par jour pour bien éliminer toutes les toxines qui s'évacuent au moment du jeûne. Après quelques jours, l'eau peut vous rebuter. Dans ce cas, n'hésitez pas à vous faire des tisanes et à varier les plantes en infusion et en décoction (voir au chapitre « Les plantes du jeûne », p. 107).

MON CORPS NE VA-T-IL PAS FAIRE DES RÉSERVES APRÈS LE JEÛNE ?

C'est une question qui revient souvent. On connaît tous les effets des régimes « yoyo » où, à force d'être privé, l'organisme réagit en faisant des réserves et plus rien ne semble efficace pour perdre un peu de poids. Mais il faut faire confiance à son organisme. Le jeûne est une pratique millénaire, pas le régime amincissant. Cet effet pervers de « mise en réserves », les jeûneurs ne s'en plaignent absolument pas. En revanche, en prenant l'habitude de boire beaucoup, on peut changer ses habitudes et continuer à avaler son demi-litre d'eau avant de manger : c'est ainsi qu'on peut garder les bénéfices du jeûne sur sa ligne quand on a tendance au surpoids...

PUIS-JE SUIVRE UN JEÛNE ALORS QUE JE PRENDS UN TRAITEMENT MÉDICAL ?

Ce ne serait pas une très bonne idée... car l'organisme, qui ne reçoit que de l'eau (ou presque), est hypersensible à tout ce que vous pouvez ingérer. Vos médicaments pourraient donc avoir trop d'effets. Il vaut mieux, par conséquent, demander conseil à votre médecin si vous êtes sous traitement.

PUIS-JE CONTINUER LA PILULE EN JEÛNANT ?

Là aussi, c'est déconseillé. Mieux vaut prévoir le jeûne et, soit le caser pendant la semaine mensuelle sans pilule (qui existe dans la plupart des cas), soit faire une pause dans votre traitement contraceptif.

FAUT-IL OBLIGATOIREMENT PRENDRE UNE PURGE ?

L'intérêt, avec cette méthode, c'est que le véritable jeûne de l'organisme débute plus vite (une fois le système digestif vide, l'organisme doit immédiatement puiser dans ses stocks de réserves !). Certains pourtant préfèrent laisser faire la nature.

PUIS-JE BOIRE DU THÉ PENDANT LE JEÛNE ?

Non, ni thé vert, ni thé noir, ni café. Évitez toutes les boissons qui apportent de la caféine ou de la théine. Souvenez-vous que votre organisme est hypersensible et qu'on a déjà tendance à moins bien dormir pendant le jeûne.

CONCLUSION LES 10 COMMANDEMENTS DU JEÛNEUR

1 Fixez-vous une durée précise de jeûne : 1, 3, 5 ou 7 jours, sachant que plus il est court, plus souvent il devra être renouvelé pour montrer une réelle efficacité. Mais ne faites pas dans le « défi à tout prix ». Vous jeûnez pour vous, pas pour la gloire ! Si vous n'êtes pas sûr de vous, commencez par un jour et « augmentez la dose » progressivement.

2 N'entreprenez pas de jeûner si vous n'êtes pas parfaitement convaincu que vous ne risquez absolument rien. Inutile de se faire peur ou du souci : le jeûne doit être un moment de repos et de répit, pour le moral comme pour le physique ! Si vous pensez que vous n'allez pas tenir, que vous mettez votre santé en péril, inutile de vous lancer.

3 Choisissez une période où vous ne serez pas confronté à la nourriture, ou en tout cas le moins possible. Si vous pouvez jeûner entouré de jeûneurs, c'est encore mieux. Il peut s'agir de jeûnes en famille ou entre amis, ou bien en vacances, loin de toute tentation, ou bien dans le cadre de séjours organisés par des associations spécialisées dans ces pratiques.

4 Préférez une période où vous pourrez, au besoin, vous reposer si vous avez un « coup de pompe ».

5 Dites-vous bien que vous n'aurez pas faim. Si vous ressentez, le premier ou le deuxième jour, ce que vous croyez être une sensation de faim (douleurs abdominales, « gargouillements »...), c'est parce que vos muqueuses stomacales et intestinales éliminent les produits toxiques qui les encombrent. Cela n'a rien à voir avec une vraie sensation de faim, de celle que l'on peut ressentir lorsque l'organisme est à cours de réserves.

6 Pendant le jeûne, n'absorbez aucun aliment solide de quelque nature que ce soit, ni boissons fermentées, ni thé, ni café, ni alcool. Contentez-vous d'eau, de bouillon ou de tisanes.

7 N'attendez pas du jeûne un bienfait immédiat : c'est après le jeûne, lorsque vous aurez repris une alimentation normale (et équilibrée), que vous en ressentirez tous les bénéfices.

8 Si vous avez des maux de tête, des courbatures ou des vertiges, ne paniquez surtout pas : votre corps élimine les cellules malades, les déchets, les toxines... et ces maux passagers montrent que la purification de votre organisme progresse normalement.

9 Évitez de penser à la nourriture, à vos petits plats préférés, et ne vous laissez pas obséder par l'idée de manger. Ne restez pas, par exemple, planté devant les publicités à la télévision aux heures des repas, ce serait un supplice !

10 Reprenez en douceur vos habitudes alimentaires après le jeûne, et profitez-en pour modifier votre régime en l'améliorant : privilégiez par exemple les fruits et légumes frais de la région et de la saison…

Et pour terminer, fuyez les oiseaux de mauvais augure qui vous serinent que vous avez mauvaise mine et que votre jeûne va vous laisser sans vie !

ANNEXES

UNE PETITE HISTOIRE DU JEÛNE

Impossible de ne pas faire de lien entre le jeûne et les religions. Toutes l'ont mis en pratique et c'est sans doute pour des raisons de « purification de l'esprit », de mise à l'épreuve ou encore d'élévation spirituelle que cette rupture alimentaire était pratiquée. Longtemps on fit un carême de 40 jours, 40 jours sans manger et pourtant sans mourir, au printemps, pour faire pénitence et se purifier... Un autre but du jeûne, moins fréquent, consiste à « faire la grève de la faim » pour des raisons politiques. Le dernier objectif, celui qui nous intéresse, consiste à soigner ou prévenir certaines maladies. À « petite dose » et à court terme, sans suivi médical mais avec sagesse, chacun peut le mettre à profit et il n'est nul besoin de prétextes religieux ou politiques pour donner des vacances à son organisme fatigué de toute la nourriture qui lui est sans cesse apportée.

Le jeûne religieux

Toutes les religions, à leurs origines, incluaient des périodes d'abstinence de nourriture, que ce soit comme pénitence, en période de deuil ou à l'occasion de la préparation à certains rites religieux. La Bible rapporte de nombreux cas de jeûnes, sans que la peur de

« mourir de faim » ne soit même évoquée. On dit même que Moïse aurait jeûné 120 jours ! En réalité, jusqu'au Moyen Âge, le jeûne se pratiquait couramment, que ce soit lors de rites de purification ou dans un but thérapeutique. Au IVe siècle, le carême observé à Jérusalem était décrit ainsi par l'auteur de *Peregrinato Silviae* : « Ils s'abstenaient totalement de toute nourriture pendant le carême, excepté les samedis et dimanches. Ils prenaient un repas vers midi le dimanche et, après cela, ils ne prenaient rien d'autre jusqu'au samedi soir. C'était leur règle pendant le carême. » Aujourd'hui, on ne jeûne plus à des fins religieuses. Certes, on peut se passer de certains aliments (cesser de manger de la viande par exemple) ou ne pas manger pendant la journée comme lors du ramadan des Musulmans ou lors de la fête de Kippour chez les Juifs mais les vrais jeûnes, de ceux où l'on se passe de toute nourriture, sont rarement liés à une pratique religieuse.

Le jeûne « thérapeutique »

D'après les témoignages et écrits retrouvés au cours des siècles, le jeûne comme méthode thérapeutique semble avoir été utilisé depuis 10 000 ans au moins ! Vers 460 av. J.-C., Hippocrate, toujours considéré aujourd'hui comme le « Père de la médecine » (c'est à lui qu'on continue de prêter serment en devenant médecin), prescrivait l'abstinence complète de nourriture dans les périodes critiques de la maladie. Avicenne, grand médecin arabe encore régulièrement cité dans la littérature pour son bon sens, conseillait, quant à lui, des jeûnes de trois semaines.

Le jeûne des philosophes

À ceux qui prétendraient que le jeûne est affaire d'illuminés, vous pourriez répondre que de brillants illuminés l'ont pratiqué avant vous. Platon et Socrate, grands philosophes reconnus de tous, faisaient assez souvent des jeûnes de dix jours. Car le jeûne aiguise l'esprit (testez et vous verrez !). Pythagore, célèbre auprès des collégiens pour son théorème, jeûnait régulièrement et obligeait les élèves à jeûner quarante jours avant de les accepter dans sa classe !

Les grèves de la faim

Certains jeûnes sont entrepris dans un but purement politique : des prisonniers ou des citoyens libres mais mécontents décident de ne plus s'alimenter pour faire entendre leurs revendications. L'un des plus célèbres jeûneurs grévistes de la faim fut sans aucun doute Gandhi, qui cessait régulièrement de s'alimenter pour faire plier les colons anglais, mais aussi « pour purifier l'Inde ». Il savait également que ces pauses alimentaires servaient sa santé et sa vigueur. D'après certains auteurs, son plus long jeûne dura 21 jours. Bien des prisonniers politiques utilisent également la grève de la faim comme moyen de pression. Pour la majorité des gens, la privation de nourriture, même pendant quelques jours, paraît tellement insupportable que les grévistes parviennent souvent à leurs fins (avant de retrouver la vraie faim, celle qui survient après plusieurs semaines) : on les écoute.

En 1920, le maire de Cork, McSwiney, grand patriote irlandais, fut incarcéré à Londres. Il fit une longue grève de la faim avec ses compagnons. Il décéda après 74 jours de jeûne. Neuf de ses compagnons, eux, restèrent sans manger pendant 94 jours et tous retrouvèrent la santé et même une meilleure forme qu'avant le jeûne une fois qu'ils ont recommencé à s'alimenter. Il semblerait, dans ce cas, que la pression psychologique subie par le gréviste de la faim ait joué en sa défaveur car nombre de jeûnes de plus de 100 jours se sont terminés de manière très positive au contraire. Mais les spécialistes des jeûnes de longue durée semblent d'accord pour dire que la résistance au jeûne dépend aussi des réserves dont dispose l'organisme avant le début de l'abstinence alimentaire. McSwiney n'était sans doute pas le plus gros des prisonniers. Bien plus tard, en 1981, et toujours en Irlande, Bobby Sands, le chef de l'IRA, est également décédé en prison après 66 jours de jeûne et, dans les trois mois qui suivirent, 9 autres de ses camarades détenus sont morts, eux aussi (sans que Margaret Thatcher ne cède à leur demande d'avoir le statut de prisonnier politique), après plusieurs mois sans manger. Les 13 survivants arrêtèrent leur grève de la faim en août (ils l'avaient commencée en mars) sous la pression de leur famille.

Décidément, la grève de la faim est une arme politique efficace dans beaucoup de pays, mais pas en Irlande !

Début XIXe : le jeûne « moderne »

Les jeûnes liés aux religions ont quasiment disparu et les jeûnes thérapeutiques sont un peu tombés dans l'oubli… Il a fallu attendre le début du XIXe siècle pour que cette pratique retrouve une existence auprès de médecins souvent déçus par la science ou par les résultats qu'ils obtenaient, et que certains « miraculés » du jeûne en fassent une « promotion » bien méritée. Depuis, de nombreux médecins l'ont mis en pratique avec succès pour lutter contre bien des pathologies et, pourtant, cette méthode thérapeutique n'est toujours pas reconnue par la Faculté. Il faut dire que ce type de « traitement » ne rapporte rien à personne…

AUJOURD'HUI : LE JEÛNE ET LA RANDONNÉE

À cheval sur les XXe et XXIe siècles, s'est développée en France une pratique venue de Suède d'abord, puis des pays de langue allemande : le jeûne pratiqué pendant une randonnée. Ce « mouvement » est né en Suède, en 1954, où 10 médecins ont fait une marche de 520 kilomètres en 10 jours en ne buvant que de l'eau, pour prouver l'innocuité du jeûne. Puis, en Allemagne dans les années 1980, c'est sous l'impulsion de Christoph Michl (un des fondateurs du parti des Verts) en collaboration avec des naturopathes, que le jeûne commença à avoir de plus en plus d'adeptes. Militant pacifiste, Christoph Michl organisait à l'époque des « marches de la faim » où les militants parcouraient le pays en jeûnant. En France, on pratique maintenant la méthode lors de stages.

En général, la première fois qu'on se rend dans un centre de jeûne et randonnée, on choisit un jeûne du type « Buchinger » (du nom du médecin allemand qui le préconisait) et l'on ne fait pas un jeûne total mais on prend des tisanes le matin, un peu de jus de fruits dans la journée et un bouillon le soir. L'idée de marcher, de faire un effort physique alors qu'on n'apporte aucune calorie (ou très peu) à son organisme, inquiète les novices... Et pourtant, l'exercice physique stimule les processus d'élimination et les nombreuses personnes qui pratiquent ce style de jeûne vous expliqueront qu'on marche plus facilement quand on a l'estomac léger ! Le gros intérêt de cette formule, c'est aussi que vous êtes dans un groupe où tout le monde jeûne. Vous n'avez pas de tentation, pas de frustration, c'est beaucoup plus facile que si vous restiez à la maison (près des placards de la cuisine si attrayants ou devant vos enfants en train de goûter...). En France, plusieurs centres de « jeûne et randonnée » sont nés ces dernières années.

LES GRANDS NOMS DU JEÛNE

Le jeûne, s'il est pratiqué depuis toujours, est aussi une méthode que des médecins ou des non-médecins appliquent ou ont appliquée pour leurs patients dans des cliniques spécialisées ou dans des centres de jeûnes. Certains ont aussi, par leur expérimentation personnelle, fait avancer la connaissance sur les effets de l'abstinence alimentaire sur l'organisme.

Vous trouverez ci-après une liste de ces personnes qui ont défendu ou défendent la pratique du jeûne, avec un bref rappel de leurs activités. Bien entendu, la liste n'est pas exhaustive.

Dr Édouard Bertholet

Ce médecin suisse s'est d'abord spécialisé en anatomie pathologique puis, convaincu par les écrits des sages et des philosophes et par sa propre pratique du jeûne, a passé la majeure partie de sa vie à étudier cette méthode de « retour à la santé » et à mettre en pratique ses connaissances pour ses patients. Il travaillait dans une clinique sur les bords du Lac Léman, la villa « Les Violettes », où l'on venait des quatre coins du monde pour jeûner entre de bonnes mains et, bien souvent, en finir avec une maladie qui durait depuis déjà de longues années.

Gertrud et Gisbert Bölling

Allemands, Gertrud et Gisbert Bölling sont venus s'installer dans la Drôme provençale il y a presque 40 ans. Longtemps éleveurs de chevaux (ils ont ainsi sauvé la race des Haflinger auxquels on doit aujourd'hui le fameux « lait de jument » très utilisé comme complément alimentaire), ils se sont intéressés au principe du jeûne associé à la randonnée dans les années 1980 et ont commencé à organiser des stages de jeûne en 1990. Gertrud a une licence en éducation physique et en français, a étudié la théologie et la pédagogie. Gisbert détient une maîtrise en linguistique et philosophie, et a également fait des études d'éducation physique. Tous deux ont une formation de psychothérapeute.

Dr Otto Buchinger

Le Dr Otto Buchinger, officier sanitaire de la marine impériale pendant la Première Guerre mondiale, contracta une infection aiguë des amygdales, entraînant une inflammation sévère de toutes les articulations. Invalide à 100 %, il dut abandonner son poste en mars 1918, à l'âge de 40 ans. C'est alors qu'il suivit un jeûne de 19 jours chez le Dr Riedlin, à Fribourg-en-Brisgau (Allemagne). Il fut guéri pour toujours. Après son jeûne, il décida d'en faire profiter ses patients et accueillit, en 1920, le premier curiste jeûneur. Il ouvrit un centre à Ueberlingen en 1953, avec 150 chambres, permettant l'optimisation de son traitement. Plusieurs cliniques de jeûne, en Allemagne, suivent toujours ses recommandations.

Dr E.-H. Dewey

Ce médecin américain (Pennsylvanie) de la fin du XIXe siècle pratiqua d'abord la médecine telle qu'il l'avait apprise à la Faculté pendant une dizaine d'années, tout en réduisant au minimum la prescription de médicaments, jusqu'au jour où il dut soigner une jeune fille qui ne pouvait rien avaler… Et qui sembla guérir de ce « non-traitement ». Il fit alors pratiquer le jeûne très couramment à ses patients. Il conseilla également, à l'inverse de bien des idées « modernes », de se contenter de deux repas par jour et de « sauter » le petit-déjeuner. Sa théorie se tient parfaitement : il estime que, durant la nuit, l'organisme a eu le temps « d'élaborer et de mettre en œuvre une ample provision de force et d'énergie tirées des aliments de la veille » et que ces forces sont largement suffisantes pour passer une matinée tranquille ! Il pense illogique et antiphysiologique de manger dès le réveil sans n'avoir encore rien dépensé de ses réserves ! Cette théorie, qui semble avoir réussi à des milliers de malades soignés par le Dr Dewey, est très controversée aujourd'hui. Mais pensez un peu à tous les enjeux économiques de cette remise en question… Ah, chères céréales mutées et sucrées qui plaisent tant aux palais enfantins… Leurs fabricants mettent tellement d'énergie (et d'argent dans la publicité) pour nous convaincre qu'elles sont des alliées de santé, qu'il devient très difficile de prendre le contre-pied !

Arnold Ehret

Le professeur allemand Arnold Ehret (1906-1971) a développé une théorie sur les bienfaits du jeûne et ses régimes de transition avec légumes crus et cuits, fruits crus et cuits… À l'âge de 18 ans, Ehret souffrait d'un catarrhe pulmonaire de nature tuberculeuse. À 30 ans, il souffrait d'une néphrite chronique et de dépression morale, et était considéré comme incurable par les médecins et perdu à bref délai. C'est dans cet état de profond désespoir et de misère physique et après avoir essayé tout ce que lui proposait la médecine qu'il se tourna vers d'autres méthodes. Il randonna à vélo en suivant un régime fruitarien pendant deux mois puis testa le jeûne avec grand succès. Ehret enseigna au public le jeûne et le régime fruitarien dans divers ouvrages.

Dr Guelpa

Au début du XXe siècle, ce médecin français, en observant ses malades, arriva aux mêmes conclusions que le Dr Dewey, à savoir que le jeûne donnait de bien meilleurs résultats pour recouvrer la santé que l'usage abusif de médicaments. Il mit à profit les jeûnes de courte durée plusieurs fois répétés pour désintoxiquer l'organisme.

Dr Isaac Jennings

En 1830, ce médecin américain découvrit par hasard les bienfaits du jeûne grâce à une jeune fille malade du typhus. Sa patiente ne supportait aucun médicament et il ne savait plus quoi faire pour elle. Il baissa les bras et lui conseilla le repos et l'eau pure. La jeune fille guérit très rapidement et le médecin comprit que le jeûne lui avait été salutaire. Il le mit donc à profit pour d'autres cas.

M.A. Levanzin

Originaire de Malte, cet adepte du jeûne fit d'abord des études médicales, qu'il dut abandonner à 20 ans pour cause de maladie. Il s'engagea chez un pharmacien, dirigea lui-même une pharmacie puis chercha des solutions à sa santé chancelante ailleurs que dans la médecine officielle qui n'avait rien pu pour lui. Frappé par l'efficacité du jeûne pour le débarrasser de ses ennuis, il décida de faire triompher cette méthode et y consacra toute son énergie ou presque.

Désiré Mérien

Hygiéniste, Désiré Mérien est aussi professeur de biologie. Il anime un centre de jeûne en Bretagne et a écrit de nombreux ouvrages sur l'alimentation, le jeûne et la santé.

Christoph Michl

Allemand, Christophe Michl, pacifiste et écologiste convaincu de longue date, est à l'initiative des stages de jeûne et randonnée.

Albert Mosséri

Sur les traces du Dr Shelton, Albert Mosséri a introduit l'hygiénisme en France dans les années 1950. Il a dirigé un centre de jeûne pendant plusieurs dizaines d'années et surveillé environ 4 000 jeûneurs. Il a écrit plus de 20 ouvrages sur l'hygiénisme.

Dr Penny

Ce médecin fit un jeûne expérimental de 30 jours en 1909. Il se contentait de boire de l'eau distillée, de marcher 6 à 8 kilomètres par jour ou de pédaler une douzaine de kilomètres et dormait entre 12 et 14 heures par jour. Les seuls désagréments qu'il ressentit furent une impression de faim les deux premiers jours et une frilosité inhabituelle.

Dr de Serval

Cette femme médecin fit l'expérience du jeûne dans un hôpital de Berlin pendant 24 jours et se fit, pour l'occasion, enfermer dans une cage de verre de 3 mètres de long sur 2,5 mètres de large. Elle ne buvait que de l'eau minérale et perdit 7 kg. Elle se trouva tellement bien de cette expérience qu'elle la renouvela plusieurs fois, jusqu'à atteindre 40 jours sans manger. Elle absorbait peu d'eau, distillée plutôt que minérale lors de ses expériences les plus prolongées.

Dr Herbert M. Shelton

Considéré comme l'un des meilleurs spécialistes « modernes » du jeûne, le Dr Herbert M. Shelton en a étudié semble-t-il toutes les facettes lors de ses longues années de pratique. J'en parle peu dans ce chapitre car je le cite abondamment tout au long de l'ouvrage.

Dr Tanner

Ce médecin anglais qui vivait en Amérique fit, en 1880, la première démonstration expérimentale des bienfaits du jeûne, à la suite d'un pari et sous la surveillance de plusieurs professeurs et médecins qu'il voulait absolument convaincre que cette abstinence n'était pas dangereuse mais, au contraire, salutaire. Il n'hésita pas à parier 5 000 dollars qu'il pourrait survivre 40 jours sans rien manger. Il pesait alors 71,4 kg avec de bonnes réserves de graisse. Les deux premières semaines, le Dr Tanner sortit chaque jour pour une promenade d'une demi-heure en compagnie de ses surveillants, mais ne mangea rien et ne but même pas d'eau. Ensuite, il but chaque jour un peu d'eau. Quelques nausées et vomissements sont venus l'ennuyer vers le 25e jour, sans toutefois durer, et il fut un peu irritable vers la fin de sa cure. À part ça, il était le plus souvent d'excellente humeur et dormait entre 16 et 18 heures par jour. Il perdit un peu plus de 16 kg. Il avait bu, en tout et pour tout, 21 litres d'eau, ce qui est bien peu. Mais, pour la suite, son exemple ne doit surtout plus être suivi ! Car, après ce jeûne, la raison aurait voulu que le Dr Tanner reprenne tout doucement une alimentation normale… Or, il voulait tant « épater » ses confrères qu'il choisit de faire un premier repas très copieux : lait, melon, vin et bifteck. Il se contenta, les jours suivants, d'une alimentation quasi végétarienne. Les désordres gastro-intestinaux dont souffrait le Dr Tanner depuis des années avaient disparu à la fin du jeûne et il avait remporté son pari ! Son succès fit de nombreux adeptes à l'époque.

Dr Yves Vivini

Ce médecin français a dirigé une clinique de jeûne à Sana la Romaine dans les années 1970 et a alors écrit un ouvrage intitulé *Le Jeûne et les traitements naturels*, ensuite réédité sous le titre *La Bouffe ou la Vie… !*. Après plusieurs années de pratique en France, le Docteur Vivini a fini par quitter notre pays pour exercer ailleurs, plus tranquillement.

Dr Weber

Persuadé que le vieillissement précoce était dû aux excès, notamment aux excès de nourriture, le Dr Weber fut partisan du jeûne hebdomadaire (un jour de jeûne par semaine) et incrimina surtout la viande comme « pourvoyeuse » de maladies. Mettant en pratique ses théories, ce médecin issu de parents faibles et maladifs, morts tous deux prématurément, fit taire la logique « génétique » en atteignant l'âge respectable de 94 ans.

LES ADRESSES DU JEÛNE

Les organisateurs de stages *Jeûne et Randonnée* francophones

La liste qui suit évolue régulièrement. Pour trouver les derniers lieux d'accueil, consultez le site www.ffjr.com.

- **Santé Intégrale** – Organisateurs : Gertrud, Nicola, Christopher Bölling et Rhéa Malone
  Pionniers et fondateurs de *Jeûne et Randonnée* en France, Gertrud et Gisbert Bölling ont proposé des stages en France dès 1990. Les stages débutent tous les samedis tout au long de l'année à Léoux dans un environnement exceptionnel.
  Lieu : Léoux, en Drôme provençale
  Adresse : X2 – Léoux – 26510 Villeperdrix
  Tél. : 04 75 27 41 58
  Site : www.jeune-et-randonnee.com

- **Graine d'Énergie** – Organisateur : Valérie Maurer
  Séjours Jeûne et Randonnée, monodiètes à Sare entre océan, montagne et collines généreuses, dans une pittoresque ferme du XVIIe siècle réhabilitée en lieu d'accueil. Et aussi séjours itinérants à vélo et à Nocito Sierra de Guara en Espagne.
  Lieux : Sare (Pays basque), Hossegore, Marais Poitevin, Espagne
  Contact : v.maurer@orange.fr
  Tél. : 06 89 92 77 69
  Site : www.grainedenergie.com

- **Jeûne Relaxation Randonnée** – Organisateur : Martine Destin
  Dans une relation très respectueuse des besoins et de la santé de chacun, Martine Destin vous propose des stages pour vous aider à retrouver votre vitalité, renouveler vos énergies et sauvegarder votre capital santé.
  Lieu : Forêt d'Orléans
  Adresse : Sainte Radegonde 45340 Chambon-la-Forêt
  Contact : destin.martine@orange.fr

Tél. : 02 38 32 05 34 – 06 87 97 07 25
Site : www.jeune-relaxation-randonnee.com

- **De Marche et d'Eau Fraîche** – Organisateur : Raymond Lilieros
Balades faciles et agréables. Une semaine sans réveil, sans obligations, à l'écoute de soi… grasses matinées, nous prenons le temps ! Et le soir : enseignement nutrition et hygiène de vie.
Lieux : Porquerolles, Oléron, Corse, Périgord, Suède
Adresse : Route de Vors – Patuffet 81140 Castelnau-de-Montmiral
Contact : unepause.fr@gmail.com
Tél. : 09 51 18 32 83 – 06 32 37 90 66
Site : www.unepause.fr

- **Maia Gaia** – Organisateurs : Maia Gaia, Pascale Tarlé
Jeûne-Randonnée & Yoga. Notre mode de vie, les pollutions encrassent notre organisme. Le jeûne est un moyen efficace de nettoyer notre corps en profondeur et de pouvoir ainsi retrouver force et vitalité.
Lieux : Hermies (Arras), Picardie, Cévennes, Perpignan
Adresse : 13, rue de la Gare 62147 Hermies
Tél. : 06 64 93 29 65
Site : www.maiagaia.com

- **Vitam'Inn** – Organisateur : Patricia Kersulec
Après avoir lancé le jeûne hydrique en Belgique en 2005, nous avons été les premiers à lancer en Europe en 2007 le jeûne aux jus verts. Les stages se déroulent en Belgique, chez Patricia à Saint-Léger, dans un site préservé de la campagne du Tournaisis.
Lieu : Canaux du Tournaisis Belgique
Adresse : Cure de jeûne et détox, rue de l'ancienne Passerelle, 16 – B7730 Saint-Léger, Belgique
Contact : patricia.kersulec@gmail.com
Tél. : 0032(0)56561407 – 0032(0)475586563
Site : www.vitaminn.fr

- **Terres du Sud** – Organisateur : Danièle Cazal
  Depuis plus de dix ans, Terres du Sud organise chaque année quelques semaines de jeûne et randonnée, principalement en Cévennes du Sud (entre Nîmes et Montpellier). Les Cévennes ont été inscrites au Patrimoine Mondial de l'Unesco en juin 2011.
  Lieu : Cévennes
  Contact : contact@terresdusud.net
  Tél. : 06 19 51 00 04
  Site : www.terresdusud.net

- **La Pensée Sauvage** – Organisateur : Thomas Uhl
  Riches de plusieurs années d'expérience, nous vous proposons de vous initier à l'art de la détox et du bien-être dans un cadre d'exception et de référence. Lors de nos cures, vous bénéficierez d'un programme sur mesure.
  Lieux : Vercors, Ibiza
  Adresse : Domaine de la Pierre Blanche 26400 Plan-de-Baix
  Contact : ecrire@lapenseesauvage.com
  Tél. : 04 75 44 55 58 – 06 22 45 17 34
  Site : www.lapenseesauvage.com

- **La Maison du Jeûne** – Organisateur : Jean-Pascal David
  Loin du stress de la vie quotidienne, la Maison du Jeûne vous accueille dans un esprit détox/vacances pour des séjours Jeûne et Randonnée au cœur d'une région d'exception.
  Lieux : au cœur de la Provence, à proximité d'Aix-en-Provence
  Adresse : Chemin de l'écureuil, route d'Eguilles, 13760 Saint-Cannat
  Contact : jeunerando@gmail.com
  Tél. : 06 62 36 85 74
  Site : www.lamaisondujeune.com

- **Yoga Jeûne** – Organisateurs : Isabelle et Christophe Mouginot
Isabelle et Christophe mettent à votre service + de quinze ans d'expérience dans le jeûne, le yoga et la méditation, pour vous permettre de faire une pause régénérante.
Lieux : Pays basque, Maroc
Adresse : 578 chemin du Moulin Naou, 40300 Peyrehorade
Contact : isayoga40@hotmail.fr
Tél. : 06 18 33 42 61
Site : www.yoga-jeune.fr

- **Jeûne et Méharée Tunisie** – Organisateur : Gisbert Bölling
Gisbert Bölling, cofondateur de *Jeûne et Randonnée* en France, propose des stages en Tunisie à Douz. Il vous accueille tout l'hiver de novembre à avril. Vous serez logé dans un château au pays des mille et une nuits.
Lieu : Tunisie (Douz)
Tél. : novembre à avril : 0021624603628 – Hors saison : 06 80 66 06 13
Site : www.jeune-et-meharee.com

- **Jeûne Vitalité** – Organisateur : Christian Boniteau
Cadre enchanteur, équipe de praticiens compétente, encadrement professionnel, randonnées exceptionnelles, météo radieuse, animations et conférences au top… Accueil toute l'année.
Lieu : Bayons Haute Provence
Adresse : Le Village 04250 Bayons
Contact : contact@jeune-vitalite.com
Tél. : 04 92 68 38 54 – 06 81 10 81 04
Site : www.jeune-vitalite.com

- **Randodiète** – Organisateur : Monique Poupart
  Stages de jeûne statique (au repos) ou dynamique (avec randonnées). Nettoyer son corps et son esprit en jeûnant, en respirant, en randonnant en Bretagne le long de la côte sauvage.
  Lieu : Bretagne
  Adresse : 21 rue de la Corderie, 56320 Le Faouët
  Tél. : 06 74 43 82 37
  Site : www.randodiete.fr

- **Jeûne Zen Harmonie** – Organisateur : Sébastien Lièvre
  Randonner côté Golfe ou côté océan ! Pas de dénivelé. Île d'Arz, Île aux Moines au programme. Sauna et piscine intérieurs pour le réconfort.
  Lieu : Bretagne Sud – Golfe du Morbihan
  Contact : jeunezenharmonie@orange.fr
  Tél. : 02 97 53 21 11 – 06 28 04 62 79
  Site : jeunezenetharmonie.hautetfort.com

- **Chemin de la Santé** – Organisateur : Clemens Hesse
  Découvrez le plaisir de jeûner… Une semaine entièrement dédiée à la revitalisation de votre corps et de votre esprit.
  Lieux : Gorges du Verdon, Méribel, Champagny
  Adresse : Chemin de la Rouguière, appt 6, 04500 Riez
  Contact : info@chemindelasante.com
  Tél. : 06 99 31 21 26
  Site : www.chemindelasante.com

- **Jeûne Remise en Forme** – Organisateur : Danièle Mutelet
  Profiter d'un cadre idyllique pour faire votre cure détox grâce au séjour jeûne en suivant les principes du Docteur Buchinger. Préservez votre capital santé !
  Lieu : Vidauban (Var – Côte d'Azur)
  Contact : jeune.remiseenforme@yahoo.fr
  Tél. : 06 77 26 02 35 – 09 80 47 02 67
  Site : www.jeune-remiseenforme.com

- **Jeûne, Détox & Compagnie** – Organisateur : Sophie Campagnie
Venez expérimenter le plaisir de se régénérer profondément dans des lieux privilégiés.
Lieux : Waulsort (Belgique), Cassel (Flandres), Celles (34)
Adresse : 68 boulevard du Général de Gaulle, 59100 Roubaix
Contact : contact@sophie-compagnie.com
Tél. : 06 62 13 78 18
Site : www.sophie-campagnie.com

- **Jeûne Jeux Rando** – Organisateurs : Sandrine et Laurent Bervas
Nous vous accueillons à Bras d'Asse dans un hameau privatif (sauna, piscine, jacuzzi) au cœur de la Provence entre Verdon et Lubéron.
Lieu : Bras d'Asse (Verdon/Lubéron)
Adresse : Les Orésonnis, 04270 Bras d'Asse
Tél. : 06 64 73 68 48 – 07 89 60 83 21
Site : www.jeux-jeune-rando.com

- **Centre Hygéia** – Organisateur : Laurence Font
Vous souhaitez prendre soin de vous par des techniques naturelles, complémentaires de la médecine conventionnelle ? Bienvenue au Centre Hygéia.
Lieu : Capvern-les-Bains (Hautes-Pyrénées)
Adresse : 785 route du Laca, résidence le Beau Site, 65130 Capvern-les-Bains
Tél. : 05 62 39 58 92 – 06 25 63 94 78
Site : www.capvern-naturopathie-hydrologie.com

- **Chemin Jeûnant** – Organisateur : Sylvie Marin-Pache
Avec Chemin Jeûnant, venez vous ressourcer en Bretagne, en allégeant votre corps et votre esprit par le jeûne, la rando, la méditation et le yoga.
Lieu : Bretagne Côte d'Armor
Adresse : 31 rue du Gros Tertre, Dahouët, 22370 Pleneuf Val-André

Contact : cheminjeunant@gmail.com
Tél. : 06 81 87 87 20
Site : www.jeuneetrando.fr

- **JoliJeûne** – Organisateurs : Agnès et Xavier Leclerc-Bernain
En bord de mer dans un établissement moderne et confortable, venez profiter de l'expertise JoliJeûne dans le bien-être et la remise en forme.
Lieu : Calanques Côte Bleue
Adresse : rue de Fanny, 13500 Carro
Tél. : 06 33 06 07 32
Site : www.joli-jeune.fr

- **Ekkilibres** – Organisateur : Abigaelle Penalba
Jeûne, monodiètes, alimentation vivante, randonnées mer et montagne, au soleil et les pieds dans l'eau (piscine, jacuzzi). Conférences, yoga, soins optionnels forme et bien-être. Sourire et dynamisme de l'animatrice et des intervenants…
Lieu : Nice Côte d'Azur
Adresse : 1906 route de Blaussac, 06440 L'Escarène
Tél. : 06 33 40 63 51
Site : www.ekkilibres.com

- **Mi Ayuno** – Organisateurs : Christain Khoury – Damien Carbonnier
Six jours de détox dans la montagne catalane, balade en bord de mer, repos, cours de cuisine, École de santé…
Lieu : Vilafranca del Penedès, Espagne
Adresse : Centre Miayuno – Abocar Baix 12 08793 Abocar Barcelone
Contact : info@miayuno.es
Tél. : (0034)670 576 117
Site : www.miayuno.es/fr

- **Sten Vitalité** – Organisateur : Kerstin Stenberg
  Voulez-vous vous déconnecter du quotidien pour ressourcer corps et esprit le temps d'une semaine ? Sten Vitalité vous accompagne avec bienveillance pendant cette aventure riche en sensations.
  Lieu : Alsace Piémont des Vosges
  Adresse : 25 rue Sainte-Odile, 67530 Boersch
  Contact : kerstin@sten.fr
  Tél. : 06 04 49 68 22 – 09 50 58 70 12
  Site : www.sten.fr

- **Jeûner sans Frontières** – Organisateur : Sabine Neuhaus
  Venez passer une expérience unique dans ce haut lieu énergétique qu'est la Forêt de Brocéliande et liez des amitiés « sans frontières » durant ces stages franco-allemands avec Sabine Neuhaus.
  Lieu : Bretagne – Forêt de Brocéliande
  Adresse : 4 rue Jean-Pierre Bertel, 35160 Montfort-sur-Meu
  Contact : sabine@jeuner-sans-frontieres.com
  Tél. : 06 16 76 20 85
  Site : www.jeuner-sans-frontieres.com

- **Détox à la carte** – Organisateur : Martine Willot
  Jeûnes et cures détox dans la Nièvre. Randonnées de faible dénivelé dans les vignes et le long du canal du Nivernais.
  Lieu : Bourgogne Canal du Nivernais
  Adresse : 55 rue de la Mairie de Ragny, 58190 La Coudraye (Lys)
  Contact : detoxalacarte@sfr.fr
  Tél. : 03 86 29 38 55 – 06 47 09 02 06
  Site : www.détoxàlacarte.fr

- **École de Santé** – Organisateur : Michèle Thorheim
  Stage de détente et jeûne diététique.
  Lieu : Belgique – Province de Namur
  Adresse : Maison de Sania, rue de Houyet 211 – B5571 Wiesme, Belgique

Contact : michele.thorheim@gmail.com
Tél. : 0032(0)472 96 72 14
Site : www.ecole-de-sante.org

- **Escale Détox** – Organisateur : Myriam Bonnet
Envie de vous détoxiner, de vous ressourcer et en profiter pour perdre quelques kilos ? Offrez-vous de vraies vacances pour le corps et l'esprit, choisissez le cadre parfait pour votre escale détox, jeûne, bien-être & randonnée !
Lieux : Provence, Aix-en-Provence – Côte Normande, Cabourg
Tél. : 07 82 07 38 34
Site : www.escale-detox.com

- **Paciflor** – Organisateur : Michèle Paris
Bienvenue à ce stage encadré par une équipe de naturopathes, praticiens en massages et de professionnels de la randonnée. Détoxifier le corps et l'esprit, dans une ambiance conviviale et de ressourcement, dans un cadre vivifiant et exceptionnel.
Lieux : Bretagne et Pyrénées
Adresse : 77 rue Viviane, 56460 Serent
Contact : contact@jeune-naturopathie.fr
Tél. : 06 08 33 07 41 – 06 23 96 62 79
Site : www.jeune-naturopathie.fr

- **Jeûne Nature** – Organisateur : Lena Korchak
Prenez une semaine de vacances pour le corps et l'esprit avec Jeûne Nature. Ensemble, nous ferons un pas vers la pleine forme par le jeûne, de belles randonnées sur les sentiers des Vosges et des séances de relaxation.
Lieu : Alsace, Vallée du Florival
Adresse : 18 rue de Rimbach, 68500 Jungholtz
Contact : jeunenature68@gmail.com
Tél. : 06 30 49 40 17
Site : www.jeunenature.com

- **Fastenwandern** – Organisateur : Christoph Michl
  Christoph Michl est l'inventeur de la méthode *Jeûne et Randonnée*. Il vous propose des stages en Allemagne et ailleurs.
  Lieux : Allemagne, Suède, Tyrol du Sud, Italie, Riviera
  Adresse : im Hagelgrund 2 D-67659 Kaiserslautern, Allemagne
  Tél. : 0049(0)631-49163
  Site : www.fastenwandern.org

- **Jeûne et Randonnée Québec** – Organisateur : Nancy Gingras
  Cures de vitalité et de ressourcement pour atteindre la légèreté d'être.
  Lieu : Québec Canada
  Adresse : 432 rue Saint-Paul Saint Ulbade G0A 4L0 Québec Canada
  Contact : portneuf@globetrtter.net
  Tél. : 1 418 277-2330 – 1 888 977-2330
  Site : www.jeuneetrandonneequebec.com

- **Jeûne Val de Loire** – Organisateurs : Jérôme et Valérie Capian
  Adresse : 50 rue du Docteur Calmette, 37540 Saint-Cyr-sur-Loire
  Contact : contact @jeunevaldeloire.fr
  Tél. : 06 87 51 70 83 – 06 45 88 29 16

- **L'Amandier** – Organisateurs : Dominique et Pierre Juveneton
  Adresse : Lozeron le Haut, 26400 Gigors et Lozeron
  Contact : amandier@orange.fr
  Tél. : 04 75 76 40 89

- **Holicor**
  Adresse : Mazelgirard, 43520 Mazet-Saint-Voy
  Tél. : 04 71 59 70 84

Naturopathes et écoles

- **Florence Cariou** – Naturopathe Iridologue
  Adresse : 19, allée de la Précedelle 78720 Cernay-la-Ville
  Tél. : 01 34 85 12 93

- **Jean Chopitel** – Auteur, conférencier, cures de jeune
  Adresse : Le Villard d'Arnoux 05140 La Faurie
  Tél. : 04 92 58 15 30

- **Chantal Dargere –** Centre de formation de Naturopathie, école PV Marchesseau
  Sites : www.dargere-naturo.com ; www.spirvie-natura.fr

- **Jean-Yves Dowala-Bell** – Naturopathe
  Adresse : 4, rue Jean Duda 93260 Les Lilas
  Tél. : 01 48 45 59 40

- **Désiré Mérien –** Centre de jeûne hygiéniste
  Adresse : 8 impasse des Roitelets 56270 Ploemeur
  Tél. 02 97 82 85 20
  Site : www.nature-et-vie.fr

- **Alain Rousseaux** – Institut Rousseaux - Formations, conférences
  Adresse : 46 rue de la Victoire 75009 Paris
  Tél. : 01 45 26 83 33
  Site : www.institut-rousseaux.com

- **Vital Harmony** – Lhermitte
  Adresse : 25, rue André Lebourblanc 78590 Noisy-Le-Roi
  Tél. : 01 30 80 06 97

BIBLIOGRAPHIE

L'Alimentation ou la 3e Médecine, Dr Jean Seignalet, *Nouvelle édition revue et augmentée*, Éditions du Rocher 2012.

Le Jeûne, H. M. Shelton, Le Courrier du Livre, 1970.

Le Retour à la santé par le Jeûne, Dr Édouard Bertholet, Pierre Genillard Éditeur, 1974.

Le Jeûne – questions-réponses sur l'autorestauration et l'alimentation juste face à la surabondance, Gisbert Bölling, Éditions La Plage, 2000.

Comment revivre par le jeûne, maigrir, éliminer, se désintoxiquer, le guide du jeûne autonome, Dr H. Lützner, Terre Vivante 1984.

ABC du jeûne, Céleste Cândido, Grancher 2005.

Les Clés de l'alimentation santé, intolérances alimentaires et inflammation chronique, Dr Michel Lallement, Éditions Mosaïque-Santé 2012.

Le Régime Okinawa : Passeport pour la longévité, Anne Dufour et Laurence Wittner, Leduc.s, 2005.

TABLE DES MATIÈRES

Et aussi

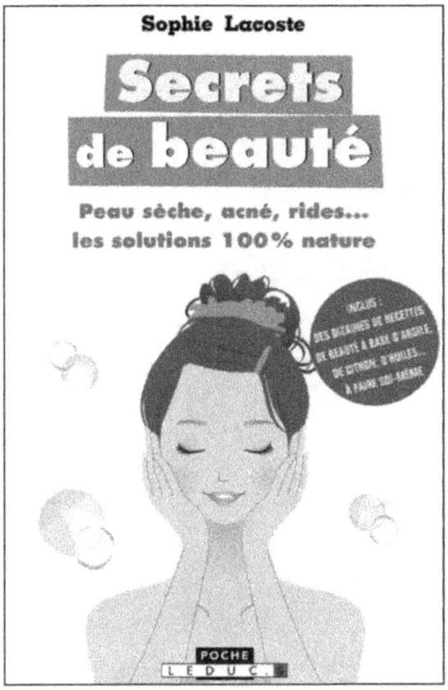
Sophie Lacoste
Secrets de beauté
Peau sèche, acné, rides...
les solutions 100% nature
POCHE
LEDUC.S

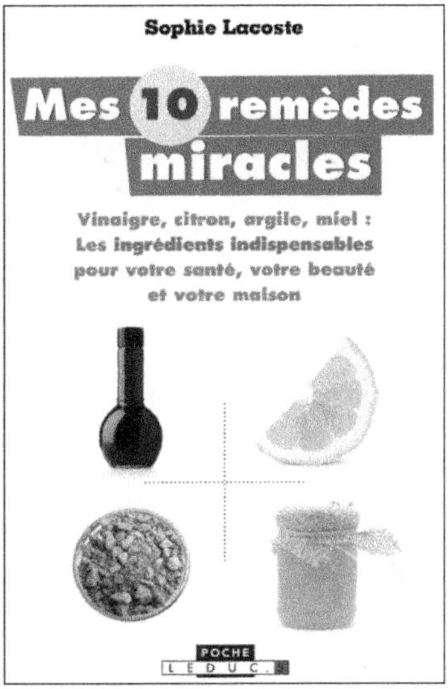
Sophie Lacoste
Mes 10 remèdes miracles
Vinaigre, citron, argile, miel :
Les ingrédients indispensables
pour votre santé, votre beauté
et votre maison
POCHE
LEDUC.S

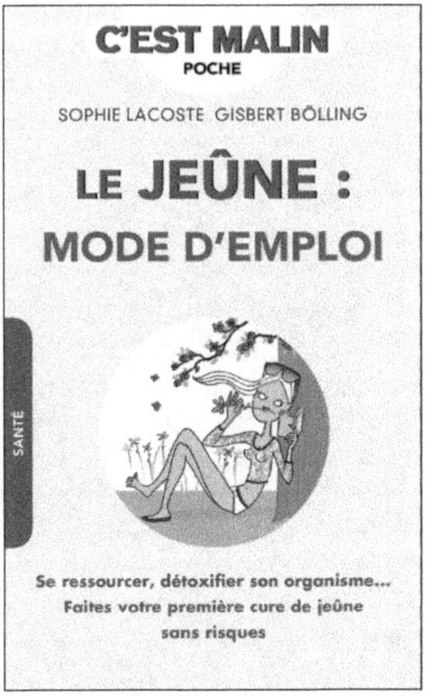
C'EST MALIN
POCHE
SOPHIE LACOSTE GISBERT BÖLLING
LE JEÛNE :
MODE D'EMPLOI
SANTÉ
Se ressourcer, détoxifier son organisme...
Faites votre première cure de jeûne
sans risques

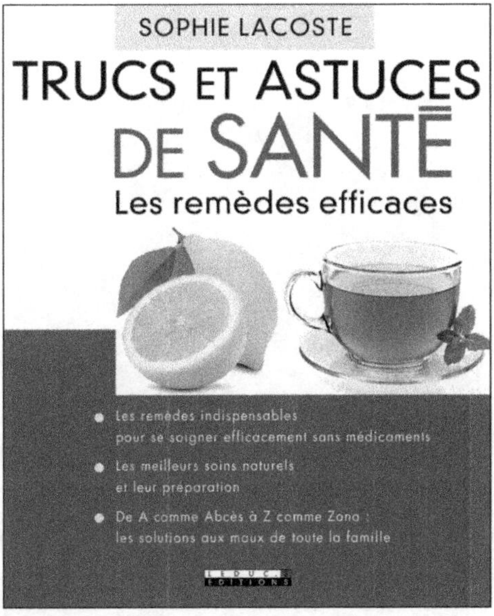
SOPHIE LACOSTE
TRUCS ET ASTUCES
DE SANTÉ
Les remèdes efficaces
Les remèdes indispensables
pour se soigner efficacement sans médicaments
Les meilleurs soins naturels
et leur préparation
De A comme Abcès à Z comme Zona :
les solutions aux maux de toute la famille
LEDUC.S
ÉDITIONS

Achevé d'imprimer en France
par CPI Bussière
à Saint-Amand-Montrond (18)
Dépôt légal : août 2017
N° d'impression : 2030122